临床专科常规护理

（供护理专业用）

主 编　潘忠伦　李云飞　王　婧　卢　丹　张莉莉

U0273758

中国中医药出版社

·北 京·

图书在版编目（CIP）数据

临床专科常规护理／潘忠伦等主编 . —北京：中国中医药出版社，2020.9
ISBN 978-7-5132-6390-0

Ⅰ.①临… Ⅱ.①潘… Ⅲ.①护理学-高等职业教育-教材 Ⅳ.①R47

中国版本图书馆 CIP 数据核字（2020）第 152525 号

中国中医药出版社出版

北京经济技术开发区科创十三街 31 号院二区 8 号楼
邮政编码　100176
传真　010-64405750
保定市西城胶印有限公司印刷
各地新华书店经销

开本 787×1092　1/16　印张 13.25　字数 292 千字
2020 年 9 月第 1 版　2020 年 9 月第 1 次印刷
书号　ISBN 978-7-5132-6390-0

定价　40.00 元
网址　www.cptcm.com

社 长 热 线　010-64405720
购 书 热 线　010-89535836
维 权 打 假　010-64405753

微信服务号　zgzyycbs

微商城网址　https：//kdt.im/LIdUGr
官 方 微 博　http：//e.weibo.com/cptcm
天猫旗舰店网址　https：//zgzyycbs.tmall.com

如有印装质量问题请与本社出版部联系（010-64405510）

《临床专科常规护理》编委会

主　审　徐晓筑（贵州护理职业技术学院）

主　编　潘忠伦（贵州护理职业技术学院）　　李云飞（贵州护理职业技术学院）

　　　　　王　婧（贵州护理职业技术学院）　　卢　丹（贵州中医药大学）

　　　　　张莉莉（贵州护理职业技术学院）

副主编　（按姓氏笔画排序）

　　　　　朱　虹（贵州护理职业技术学院）　　刘旭东（贵州护理职业技术学院）

　　　　　李翠稳（贵州护理职业技术学院）　　杨晓玲（贵州护理职业技术学院）

　　　　　韩　杉（贵州省人民医院）　　　　　覃向梅（贵州护理职业技术学院）

编　委　（按姓氏笔画排序）

　　　　　丁绪娴（贵州护理职业技术学院）　　马　蓓（贵州护理职业技术学院）

　　　　　王　竹（贵州护理职业技术学院）　　王睿锐（贵州护理职业技术学院）

　　　　　龙美艳（贵州省人民医院）　　　　　龙美萍（贵州护理职业技术学院）

　　　　　叶　欣（贵州护理职业技术学院）　　田井阳（贵州护理职业技术学院）

　　　　　代　舟（贵州护理职业技术学院）　　毕云萍（贵州省人民医院）

　　　　　朱妍婷（贵州护理职业技术学院）　　朱姝娜（贵州护理职业技术学院）

　　　　　朱艳军（贵州省人民医院）　　　　　刘　娴（贵州省人民医院）

　　　　　牟　程（贵州护理职业技术学院）　　严　露（贵州中医药大学）

　　　　　苏　丹（贵州护理职业技术学院）　　杜　伟（贵州省人民医院）

　　　　　杨亚丽（贵州护理职业技术学院）　　吴　梅（贵州护理职业技术学院）

　　　　　余思璇（贵州护理职业技术学院）　　宋振林（贵州省人民医院）

林　姝（贵州护理职业技术学院）　　林瑞薇（贵州护理职业技术学院）

周红梅（贵州护理职业技术学院）　　郑　雪（贵州护理职业技术学院）

单　朗（贵州省肿瘤医院）　　　　　郭　璇（贵州省人民医院）

彭东琴（贵阳市妇幼保健院）　　　　蒋　薇（贵州省人民医院）

程　瑜（贵州护理职业技术学院）　　舒　姜（贵州护理职业技术学院）

管苑希（贵州护理职业技术学院）　　熊　敏（贵州省人民医院）

《临床专科常规护理》专家指导委员会

主任委员　方　茜（贵州省人民医院）

副主任委员　（按姓氏笔画排序）

石国凤（贵州中医药大学）

李亚玲（贵州医科大学附属医院）

顾　颖（贵州医科大学附属医院）

委　员　（按姓氏笔画排序）

毛红云（贵州护理职业技术学院）

杜　伟（贵州省人民医院）

肖丽娜（贵州中医药大学第二附属医院）

沈　珣（贵州护理职业技术学院）

柏晓玲（贵州省人民医院）

韩　杉（贵州省人民医院）

秘　书　李　青（贵州护理职业技术学院）

编写说明

　　本教材从临床护理岗位需求出发，紧贴临床护理实际，结合临床护理的具体案例，以课程标准为依据，与护理专业行业标准紧密结合，细化操作评分标准，绘制操作练习情况反馈图，实录护理情景等，让学生将掌握的护理技能与满足病人需要、解决病人问题有机地结合起来，使得护理技能教学更加体现人文关怀，使学生的护理操作技能与护理沟通技能得以同步提高，提高学生将来的就业力和工作适应力、发展力。本教材依据教育部、国家卫生健康委员会对高职教育护理专业人才培养目标的规定，坚持"以服务为宗旨、以就业为导向、以岗位为前提、以能力和素质为本位"的原则，满足护理学职业教育的学历证书和职业资格证书"双证"制度的要求，努力提高学生的实践能力、创新能力、就业能力和创业能力，突出护理专业特色，体现专业思想与人文精神相结合。

　　本教材的编写得到了编写单位的大力支持，在此表示感谢。全体编者齐心协力，为本教材的编写付出了辛勤的劳动，然而因学识与能力所限，不足之处请专家、同行提出宝贵意见，以便再版时修订提高。

《临床专科常规护理》编委会

2020 年 8 月

目 录

项目一　备用床技术操作流程及评分标准 ▷▷▷▷

一、目的

保持病室整洁、美观，准备迎接新病人。

二、操作分解流程

（一）案例

王某，女，21 岁，因腹痛于 2018 年 3 月 21 日 6：30 急诊入院。住院部护士接到入院通知。

任务：准备床单位，迎接新病人。

（二）评估

1. 环境

环境宽敞、明亮、整洁、通风等，周围无病人进行治疗、进餐。

2. 病床

（1）病床单位设施齐全，完好无损。

（2）床上用品齐全、清洁，符合规定并适应季节需要。

（三）操作者准备

衣帽整洁，修剪指甲，洗手，戴口罩。

（四）准备、检查物品

序号	物品名称	数量	检查内容
1	床	1	功能完好
2	床垫	1	清洁、干燥
3	床褥	1	清洁、干燥
4	大单	1	清洁、干燥
5	棉胎	1	清洁、干燥

序号	物品名称	数量	检查内容
6	被套	1	清洁、干燥
7	枕芯	1	清洁、干燥
8	枕套	1	清洁、干燥
9	床旁桌	1	清洁、干燥
10	床旁椅	1	清洁、干燥
11	晨间护理车	1	清洁、干燥
12	速干手消毒剂	1	开启，在有效期内
13	笔	1	功能完好
14	挂表	1	功能完好

（五）操作流程

用物准备好了，现在开始操作吧！

1. 备物检查

备齐用物，按取用顺序放于治疗车上（自下而上放置枕芯、枕套、棉胎或毛毯、被套、大单），推车至床旁，检查床、床垫的功能是否完好，调整床至合适高度。

2. 移开桌椅

移开床旁桌，距床约 20cm，移椅至床尾正中，距床约 15cm，用物放椅上。

3. 翻转床垫

酌情翻转床垫，从床头至床尾湿式清扫床垫，将床褥齐床头平铺于床垫上。

4. 铺单包角

将大单纵、横中线与床面纵、横中线对齐放于床褥上，同时向床头、床尾打开，再先近后远向两侧打开。先铺近侧床头，右手托起床垫一角，左手伸过床头中线，将大单平整地塞入床垫下。在距床头约 30cm 处，向上提起大单边缘，使其与床边垂直，呈一等边三角形。以床沿为界，将三角形分为上下两部分，将上半三角覆盖于床上，下半三角平整地塞于床垫下，再将上半三角翻下塞于床垫下。同法铺好近侧床尾大单。双手拉平大单中部，掌心向上，将大单平塞于床垫下。转至床对侧，同法铺好对侧大单。

5. 套好被套

（1）"S" 式

将被套齐床头放于大单上，分别向床尾、近侧、对侧展开，开口向床尾，中线与床中线对齐。将被套开口端的上层打开至 1/3 处。将折好的 "S" 形棉胎置于被套开口处，将棉胎上缘拉至被套封口处，棉胎角装入被套角处，将竖折的棉胎展开，与被套边平齐。于床尾处拉平棉胎及被套，系好带子。

（2）卷筒式

被套反面向外，齐床头摆放，分别向床尾、床两侧打开，开口向床尾，中线与床中线对齐。将棉胎平铺于被套上，上缘与被套封口边齐，将棉胎与被套一并自床头卷向床尾，再由开口端翻转至床头，于床尾处拉平棉胎及被套，系好带子。

6. 折成背筒

将盖被的两侧向内折，与床沿平齐，折成背筒；将尾端向内折叠，与床尾平齐。

7. 套枕放置

将枕芯于床尾处套好枕套，系带，开口背门，横放于床头盖被上。

8. 桌椅归位

移回床旁桌椅，保持床单位整洁、美观，洗手。

三、评分标准

操作时间：15 分钟

项目	分值	操作要求	评分细则
素质要求	6	1. 着装规范（服装鞋帽整洁、不戴首饰）	2
		2. 指甲符合要求	2
		3. 表情自然，语言亲切、流畅、通俗易懂	2
操作前准备	10	1. 洗手，戴口罩	2
		2. 环境：病房内无病人进行治疗或进餐；清洁、通风	2
		3. 用物：晨间护理车上备大单、被套、棉胎或毛毯、枕套、枕芯，按使用顺序摆放	6
操作过程	72	1. 检查床、床垫的功能是否完好，调整床至合适高度	2
		2. 将用物放于晨间护理车上，推至床旁，放于床尾适当处	2
		3. 移开床旁桌 20cm，移床旁椅至床尾正中 15cm 处，将用物放于床旁椅上	2
		4. 酌情翻转床垫，从床头至床尾湿式清扫床垫	2
		5. 将床褥齐床头平铺于床垫上	2
		6. 铺单包角	
		（1）将大单纵、横中线与床面纵、横中线对齐放于床褥上，同时向床头、床尾打开，再先近后远向两侧打开。先铺近侧床头，右手托起床垫一角，左手伸过床头中线，将大单平整地塞入床垫下	3
		（2）在距床头约 30cm 处，向上提起大单边缘，使其与床边垂直，呈一等边三角形。以床沿为界，将三角形分为上下两部分，将上半三角覆盖于床上，下半三角平整地塞于床垫下，再将上半三角翻下塞于床垫下	4

续表

项目	分值	操作要求	评分细则
操作过程	72	（3）同法铺好近侧床尾大单	4
		（4）双手拉平大单中部，掌心向上，将大单平塞于床垫下	3
		（5）转至床对侧，同法铺好对侧大单	14
		7. 套被套	
		（1）"S"式	
		①将被套齐床头放于大单上，分别向床尾、近侧、对侧展开，开口向床尾，中线与床中线对齐。将被套开口端的上层打开至1/3处	6
		②将折好的"S"形棉胎置于被套开口处，将棉胎上缘拉至被套封口处，棉胎角装入被套角处，将竖折的棉胎展开，与被套边平齐。于床尾处拉平棉胎及被套，系好带子	10
		（2）卷筒式	
		①被套反面向外，齐床头放置，分别向床尾、床两侧打开，开口向床尾，中线与床中线对齐。将棉胎平铺于被套上，上缘与被套封口边齐	
		②将棉胎与被套一并自床头卷向床尾，再由开口端翻转至床头，于床尾处拉平棉胎及被套，系好带子	
		8. 折成背筒：将盖被的两侧向内折，与床沿平齐，折成背筒；将尾端向内折叠，与床尾平齐	8
		9. 套枕放置：将枕芯于床尾处套好枕套，系带，开口背门，横放于床头盖被上	6
		10. 桌椅归位：移回床旁桌椅，保持床单位整洁、美观	4
操作后	4	1. 正确处理用物	2
		2. 洗手（六步洗手法），脱口罩	2
操作整体评价	8	用物准备齐全，床单位平整、紧扎，中线对齐，操作规范、熟练	8
总分	100		

四、注意事项

1. 病人进餐或接受治疗时暂停铺床。

2. 运用人体力学原理，防止职业损伤。

（1）能升降的床升至合适高度。

（2）铺床时身体应靠近床边，保持上身直立，两脚根据活动需要前后或左右分开，扩大支撑面，两膝稍弯曲以降低重心，增加身体的稳定性。

3. 操作中动作轻稳，避免尘埃飞扬。

项目二　暂空床技术操作流程及评分标准 ▷▷▷▷

一、目的

1. 供新住院病人或暂时离床的病人使用。
2. 保持病室清洁。

二、操作分解流程

（一）案例

李某，女，40岁，因尿少、浮肿5天入院，查体：病人颜面、眼睑、双下肢浮肿，血压140/96mmHg。遵医嘱予二级护理，低盐低脂饮食。

任务：病人即将离开病室行肾脏B超检查，铺暂空床，保持病室的整洁、美观，方便病人上下床。

（二）评估

1. 环境

环境宽敞、明亮、整洁，周围无病人进行治疗、进餐。

2. 病床

（1）病床单位设施齐全，完好无损。

（2）床上用品齐全、清洁，符合规定并适应季节需要。

3. 解释

向暂时离床活动或外出检查的病人及家属解释操作目的。

（三）操作者准备

衣帽整洁，修剪指甲，洗手，戴口罩。

（四）准备、检查物品

序号	物品名称	数量	检查内容
1	床	1	功能完好
2	床垫	1	清洁、干燥

序号	物品名称	数量	检查内容
3	床褥	1	清洁、干燥
4	大单	1	清洁、干燥
5	棉胎	1	清洁、干燥
6	被套	1	清洁、干燥
7	枕芯	1	清洁、干燥
8	枕套	1	清洁、干燥
9	床旁桌	1	清洁、干燥
10	床旁椅	1	清洁、干燥
11	晨间护理车	1	清洁、干燥
12	速干手消毒剂	1	开启，在有效期内
13	笔	1	功能完好
14	挂表	1	功能完好

（五）操作流程

用物准备好了，现在开始操作吧！

1. 备物检查

备齐用物，按取用顺序放于治疗车上（自下而上放置枕芯、枕套、棉胎或毛毯、被套、大单、床褥），推车至床旁，检查床、床垫的功能是否完好，调整床至合适高度。

2. 移开桌椅

移开床旁桌，距床约20cm，移椅至床尾正中，距床约15cm，用物放椅上。

3. 翻转床垫

酌情翻转床垫，将床褥齐床头平铺于床垫上。

4. 铺单包角

将大单纵、横中线与床面纵、横中线对齐放于床褥上，同时向床头、床尾打开，再先近后远向两侧打开。先铺近侧床头，右手托起床垫一角，左手伸过床头中线，将大单平整地塞入床垫下。在距床头约30cm处，向上提起大单边缘，使其与床边垂直，呈一等边三角形。以床沿为界，将三角形分为上下两部分，将上半三角覆盖于床上，下半三角平整地塞于床垫下，再将上半三角翻下塞于床垫下。同法铺好近侧床尾大单。双手拉平大单中部，掌心向上，将大单平塞于床垫下。转至床对侧，同法铺好对侧大单。

5. 套好被套

（1）"S"式

将被套齐床头放于大单上，分别向床尾、近侧、对侧展开，开口向床尾，中线与床中线对齐。将被套开口端的上层打开至1/3处。将折好的"S"形棉胎置于被套开口处，将棉胎上缘拉至被套封口处，棉胎角装入被套角处，将竖折的棉胎展开，与被套边平齐。于床尾处拉平棉胎及被套，系好带子。

（2）卷筒式

被套反面向外，齐床头放置，分别向床尾、床两侧打开，开口向床尾，中线与床中线对齐。将棉胎平铺于被套上，上缘与被套封口边齐，将棉胎与被套一并自床头卷向床尾，再由开口端翻转至床头，于床尾处拉平棉胎及被套，系好带子。

6. 折成背筒

将盖被的两侧向内折，与床沿平齐，折成背筒；将尾端向内折叠，与床尾平齐。在右侧床头，将备用床的盖被上端向内折1/4，然后扇形三折于床尾，使之平齐。

7. 套枕放置

将枕芯于床尾处套好枕套，系带，开口背门，横放于床头。

8. 桌椅归位

移回床旁桌椅，保持床单位整洁、美观，洗手。

三、评分标准

操作时间：10 分钟

项目	分值	操作要求	评分细则
素质要求	6	1. 着装规范（服装鞋帽整洁、不佩戴首饰）	2
		2. 指甲符合要求	2
		3. 表情自然，语言亲切、流畅、通俗易懂	2
操作前准备	14	1. 环境宽敞、明亮、安全、整洁，病房内无病人进行治疗或进餐	2
		2. 评估病人并解释	
		（1）评估：病人是否可以暂时离床活动或外出检查	2
		（2）解释：向暂时离床活动或外出检查的病人及家属解释操作目的	2
		3. 洗手（六步洗手法），戴口罩	2
		4. 准备用物（根据操作需要准备），按使用顺序合理摆放	6
操作过程	68	1. 将用物放于治疗车上推至病人床旁	2
		2. 移开床旁桌 20cm，移床旁椅至床尾正中 15cm 处，将用物放于床旁椅上	2
		3. 酌情翻转床垫	1
		4. 将床褥齐床头平铺于床垫上	2
		5. 铺单包角	

项目	分值	操作要求	评分细则
操作过程	68	（1）将大单纵、横中线与床面纵、横中线对齐放于床褥上，同时向床头、床尾打开，再先近后远向两侧打开。先铺近侧床头，右手托起床垫一角，左手伸过床头中线，将大单平整地塞入床垫下	4
		（2）在距床头约30cm处，向上提起大单边缘，使其与床边垂直，呈一等边三角形。以床沿为界，将三角形分为上下两部分，将上半三角覆盖于床上，下半三角平整地塞于床垫下，再将上半三角翻下塞于床垫下	4
		（3）同法铺好近侧床尾大单	4
		（4）双手拉平大单中部，掌心向上，将大单平塞于床垫下	4
		（5）转至床对侧，同法铺好对侧大单	16
		6. 套被套	
		（1）"S"式	
		①将被套齐床头放于大单上，分别向床尾、近侧、对侧展开，开口向床尾，中线与床中线对齐。将被套开口端的上层打开至1/3处	5
		②将折好的"S"形棉胎置于被套开口处，将棉胎上缘拉至被套封口处，棉胎角装入被套角处，将竖折的棉胎展开，与被套边平齐。于床尾处拉平棉胎及被套，系好带子	10
		（2）卷筒式	
		①被套反面向外，齐床头放置，分别向床尾、床两侧打开，开口向床尾，中线与床中线对齐。将棉胎平铺于被套上，上缘与被套封口边齐	
		②将棉胎与被套一并自床头卷向床尾，再由开口端翻转至床头，于床尾处拉平棉胎及被套，系好带子	
		7. 折成背筒：边缘向内折叠近侧盖被，使盖被距离床头15cm，边缘与床沿平齐，转至对侧，同法折叠另一侧盖被，两侧尾端向下折叠，与床垫平齐，将盖被三折于床尾	8
		8. 将枕芯套枕套，横放于床头，开口端背向门	4
		9. 还原床旁桌、床旁椅	2
操作后	4	1. 正确处理用物	2
		2. 洗手（六步洗手法），脱口罩	2
操作整体评价	8	用物准备齐全，床单位平整、紧扎，中线对齐，操作规范、熟练	8
总分	100		

四、注意事项

1. 符合铺床的实用、耐用、舒适、安全的原则。
2. 床单中缝与床中线对齐，四角平整、扎紧。
3. 被头充实，盖被平整、两边内折对称。
4. 枕头平实、充实，开口背门。
5. 注意省力、节力。
6. 病室及病人床单元环境整洁、美观。
7. 用物准备符合病人病情需要。
8. 病人上、下床方便。

项目三　麻醉床技术操作流程及评分标准 ▷▷▷▷

一、目的

1. 便于接收和护理麻醉手术后的病人。
2. 使病人安全、舒适，预防并发症。
3. 避免床上用物被污染，便于更换。

二、操作分解流程

（一）案例

王某，女，63岁，因右髋部疼痛两年多，加重15天入院，完善术前相关检查，于今日8：00在麻醉下行右髋关节置换术。

任务：病人今日手术，现按照要求为病人准备麻醉床。

（二）评估

评估病人手术方式、麻醉方式与手术部位；评估术后所需抢救和护理器材是否完好，用物是否齐全；评估床旁设施是否完好，病室环境是否符合铺床要求。

（三）操作者准备

衣帽整洁，修剪指甲，洗手，戴口罩。

（四）准备、检查物品

序号	物品名称	数量	检查内容
1	床	1	床制动良好，床头和床尾手摇系统良好
2	床垫	1	床垫坚硬，平整
3	床褥	1	清洁、干燥
4	棉胎或毛毯	1	清洁、干燥
5	枕芯	1	清洁、干燥

序号	物品名称	数量	检查内容
6	大单	1	清洁、干燥
7	橡胶单（或一次性中单）	2	清洁、干燥
8	中单（或一次性中单）	2	清洁、干燥
9	被套	1	清洁、干燥
10	枕套	1	清洁、干燥
11	麻醉护理盘	1	无菌治疗巾内：开口器、压舌板、舌钳、牙垫、通气导管、治疗碗、镊子、输氧导管、吸痰导管、棉签、纱布数块；无菌治疗巾外：血压计、听诊器（或备心电监护仪）、治疗巾、别针、胶布、弯盘、电筒、笔、护理记录单等
12	治疗车	1	清洁、干燥（配生活垃圾桶、医疗垃圾桶）
13	扫床湿毛巾	1	湿润、已消毒
14	扫床刷	1	完好
15	输液架	1	完好
16	给氧装置	1	完好
17	吸痰装置	1	性能完好

（五）操作流程

用物准备好了，现在开始操作吧！

1. 移开床旁桌，离床头 20cm，移床旁椅至床尾，离床尾 15cm。

2. 拆除原有的被套、大单、枕套。

3. 将用物按顺序放置于床尾椅上（由下至上：枕芯、枕套、棉胎、被套、中单、大单、床褥）。

4. 检查床垫有无破损和污渍，从床头至床尾湿式清扫床垫。

5. 由床头向床尾铺床褥。

6. 先铺近侧大单。

7. 铺橡胶中单（或一次性中单）：

（1）将橡胶中单及中单（或一次性中单）上缘距床头 45~50cm，中线与床中线对齐，两单边缘下垂部分一并塞入床垫下。

（2）铺好对侧大单、橡胶中单及中单。

8. 套好被套，盖被两侧边缘向内折叠，与床沿齐，尾端向内折叠，与床尾齐，盖被三折于一侧床边，开口向门。

9. 在床尾套枕套，系带，四角充盈，开口背门，横立于床头。

10. 将床旁桌椅移回原位。

11. 将麻醉护理盘放床旁桌上，其余用品放于合理位置。

12. 整理用物，洗手。

三、评分标准

操作时间：15 分钟

项目	分值	操作要求	评分细则
素质要求	4	1. 着装规范（服装鞋帽整洁、不佩戴首饰）	2
		2. 指甲符合要求	2
操作前准备	10	1. 评估环境：病房清洁、通风，无病人进行治疗或进餐	2
		2. 评估床单位	1
		3. 准备用物	2
		（1）治疗车上备大单、橡胶单（2块）、中单（2块）、被套、棉胎或毛毯、枕套、枕芯（按使用顺序依次摆放），以及扫床湿毛巾、扫床刷	
		（2）麻醉护理盘 ①无菌治疗巾内：开口器、压舌板、舌钳、牙垫、通气导管、治疗碗、镊子、输氧导管、吸痰导管、棉签、纱布数块 ②无菌治疗巾外：血压计、听诊器（或备心电监护仪）、治疗巾、别针、胶布、弯盘、电筒、笔、护理记录单等	
		（3）其他用物：输液架、吸痰装置、氧气装置	
		4. 洗手（六步洗手法），戴口罩	2
		5. 用物放置合理，符合要求	3
操作过程	74	1. 核对病人手术信息	2
		2. 洗手、戴口罩，备齐用物，将用物放于治疗车上推至病人床旁，放于床尾适当处	4
		3. 移开床旁桌，离床头 20cm，移床旁椅至床尾，离床尾 15cm，将用物放于床旁椅上	4
		4. 拆除原有枕套、被套、大单等	5
		5. 铺一侧大单：①将大单对准中线散开。②先铺近侧大单，一手托起床头处床垫，另一手超过床垫中线将大单平塞于床垫下，在离床头30cm处向上提起大单边缘，使其与床边沿垂直，呈一等边三角形，以床沿为界，将三角形分为两半，先将下半三角平整地塞于床垫下，再将上半三角塞于床垫下。③至床尾拉紧大单，一手托起床垫，一手握住大单，依上法铺好床角。④沿床边轻拉大单中部边缘，双手掌心向上将大单平塞于床垫下	15

项目	分值	操作要求	评分细则
操作过程	74	6. 铺橡胶中单（或一次性中单）：将橡胶中单及中单（或一次性中单）上缘距床头 45~50cm，中线与床中线对齐，两单边缘下垂部分一并塞入床垫下	10
		7. 同法铺好对侧大单、橡胶中单及中单	10
		8. 套好被套，盖被两侧边缘向内折叠，与床沿齐，尾端向内折叠，与床尾齐，盖被三折于一侧床边，开口向门	12
		9. 在床尾套枕套，系带，四角充盈，开口背门，横立于床头	4
		10. 将床旁桌椅移回原位	4
		11. 将麻醉护理盘放于床旁桌上	4
操作后	4	1. 正确处理用物	2
		2. 洗手（六步洗手法），脱口罩	2
操作整体评价	8	整体操作流程熟练，用物准备齐全，床单位平整、紧扎，中线对齐	8
总分	100		

四、注意事项

1. 在铺床中要做到省时、省力，动作轻柔，尽量减少粉尘。

2. 床铺舒适、安全：中单位置正确，应全部遮盖橡胶单；铺好的床铺应平整、紧扎、无皱褶；枕头横立于床头，防止病人躁动时头部受伤；麻醉护理盘中用物齐全，确保病人在需要时能得到及时抢救和护理。

项目四 卧床病人更换床单技术 操作流程及评分标准 ▷▷▷▷

一、目的

1. 保持床铺的清洁、干燥、平整，使病人感觉舒适。
2. 观察病人的病情变化，预防压疮等并发症的发生。
3. 保持病室的清洁、美观。

二、操作分解流程

（一）案例

王某，男，40 岁，食管癌根治术后第 2 天，医生查房时发现其伤口敷料被渗血渗液浸湿，被服被污染，需要更换床单位。

任务：病人床单位被渗血渗液污染，需要更换。

（二）评估

1. 根据病人需求调节室温，关门窗，以屏风或床帘遮挡。
2. 病人病情、活动能力、自理能力。
3. 卧床时间、皮肤状况。
4. 病人对压疮知识的理解程度和要求。

（三）操作者准备

衣帽整洁，洗手，戴口罩。

（四）准备、检查物品

序号	物品名称	数量	检查内容
1	大单	1	清洁，消毒，平整，无破损
2	被套	1	清洁，消毒，平整，无破损

序号	物品名称	数量	检查内容
3	枕套	1	清洁，消毒，平整，无破损
4	一次性床刷（含床刷套）	1	功能完好
5	晨间护理车	1	功能完好
6	中单	1	清洁，消毒，平整，无破损

（五）操作流程

用物准备好了，现在开始操作吧！

1. 核对解释

携用物至床旁，核对病人腕带，解释操作目的及配合方法，询问病人是否需要使用便器。酌情关门窗。

2. 安置用物

移开床旁桌椅，如病人病情许可，摇平床头及床尾，将清洁的被服按照使用顺序放于床尾椅上。

3. 更换大单

根据病人病情，更换大单的方法有以下两种：

【方法一】适用于卧床不起，病情允许翻身侧卧的病人

（1）松被扫单

①松开床尾盖被，协助病人侧卧于床对侧一边，背向护士，枕头和病人一起移向对侧。

②松开近侧各层床单，将中单卷入病人身下，扫净橡胶中单，搭于病人身上。

③将大单卷入病人身下，扫净床褥上的渣屑。

（2）铺好床单

①将清洁的大单的中线和床的中线对齐，一半塞于病人身下，靠近侧半幅大单，自床头、床尾、中间的顺序铺好。

②放平橡胶中单，铺上清洁中单，一半塞于病人身下，半幅中单连同橡胶中单一起塞于床垫下。

③协助病人侧卧于铺好的一边，面向护士。

④转至对侧，松开各层床单，撤去污中单放在污大单上，扫净橡胶中单，搭于病人身上。

⑤将污大单卷起连同污中单一起放于污物袋中。

⑥扫净床褥上的渣屑，依次将清洁大单、橡胶中单、中单逐层拉平，同上法铺好。

⑦协助病人平卧。

【方法二】适用于病情不允许翻身侧卧的病人，如下肢牵引的病人

（1）取枕卷单

①一手托起病人的头部，另一手迅速取出枕头，放于床尾椅上。

②松开床尾盖被，将床头污大单横卷成筒状。

（2）铺单撤单

①清洁大单横卷成筒状铺在床头，叠缝中线和床中线对齐，铺好床头大单，然后抬起病人的上半身（骨科病人可利用牵引床上的拉手抬起身躯），将污大单、中单及橡胶中单一起从床头卷至病人臀下，同时将清洁的大单随着污单从床头拉至臀部。

②放下病人上半身，抬起臀部迅速撤去污大单、中单及橡胶中单，同时将清洁的大单拉至床尾，将污大单及中单放于污物袋内，橡胶中单放在床尾椅背上。

（3）展平铺好

①展平铺好清洁大单。

②先铺好一侧橡胶中单及中单，将余下半幅塞于病人身下，转至床对侧，将橡胶中单、中单拉平铺好。

4. 更换被套

更换被套的方法有以下两种：

（1）方法一

①取出棉胎：松开被筒，解开被尾带子，将污被套自被尾翻卷至被头，取出棉胎，平铺于床上。

②套被套：将正面向内的清洁被套铺于棉胎上，翻转拉出被套和棉胎的被角，套清洁被套的同时卷出污被套，直至床尾。

③将污被套放入污物袋内。

④整理盖被，系好被套尾端系带，叠成被筒，尾端内折与床尾平齐。

（2）方法二

①棉胎在污被套内竖折三折后按"S"形折叠拉出，放于床尾椅上。

②将清洁被套正面向外铺于污被套之上，其尾端向上打开1/3，将棉胎套入清洁的被套内。

③拉平已套的棉胎和被套，同时卷出污被套放于污物袋内，系好被尾系带。其余同上。

5. 更换枕套

一手托起病人头部，另一手迅速取出枕头，撤下污枕套，换上清洁枕套，枕头整理松软后放于病人头下。

6. 整理用物

（1）摇高床头，协助病人取舒适卧位，必要时拉起床挡，还原床旁桌椅。

（2）整理床单位，清理用物。

三、评分标准

操作时间：10 分钟

项目	分值	操作要求	评分细则
素质要求	4	1. 仪表大方，举止端庄，轻盈矫健	2
		2. 服装鞋帽整洁，头发、着装符合要求	2
操作前准备	8	1. 评估病人状况，解释该项操作的相关事项，征得病人同意使之愿意合作，询问病人是否需要使用便器	2
		2. 评估环境：病室内无病人进行治疗或进餐（口述），酌情关闭门窗（口述）	2
		3. 用物准备齐全，物品折叠规范、整齐，放置顺序正确，置于治疗车上，摆放合理美观	2
		4. 修剪指甲，洗手，戴口罩	2
操作过程	76	1. 核对解释	
		（1）携用物至病床旁，核对病人腕带	2
		（2）做好解释工作	1
		2. 移开床旁桌椅	
		（1）移开床旁桌，距床边 20cm	1
		（2）床旁椅移至床尾中间处，距床尾 15cm	1
		（3）将各清洁单放于床尾椅上	1
		3. 松被扫单	
		（1）松开床尾盖被，酌情拉起对侧床挡	1
		（2）协助病人翻身侧卧，枕头移向对侧	2
		（3）松开近侧各层床单	1
		（4）将污中单向上卷塞于病人身下	1
		（5）扫净橡胶中单并搭于病人身上	2
		（6）将污大单向上卷塞于病人身下	1
		（7）采用湿式方法扫净褥垫	2
		4. 铺近侧单	
		（1）将清洁大单中线与床中线对齐展开	1
		（2）将对侧半幅大单向下（内）卷塞于病人身下	2
		（3）近侧半幅大单按床头、床尾、中部的顺序先后拉紧铺好，塞于床垫下，表面平整、无皱褶	3

续表

项目	分值	操作要求	评分细则
操作过程	76	（4）大单包斜角，手法规范，四角平整，无松散	2
		（5）放平橡胶中单，铺中单	1
		（6）对侧半幅中单塞于病人身下	1
		（7）近侧中单同橡胶单一并拉紧塞于床垫下，表面平整、无皱褶	2
		5. 改变卧位	
		（1）移枕至近侧	1
		（2）协助病人翻身侧卧于清洁一侧	2
		（3）酌情拉起近侧床挡，放下对侧床挡	1
		6. 铺对侧单	
		（1）松开对侧各层床单	1
		（2）将污中单向上卷，取出放污物袋内	1
		（3）扫净橡胶中单搭于病人身上	2
		（4）将污大单向上卷从病人身下取出，放污物袋内	1
		（5）采用湿式方法扫净床褥	2
		（6）自病人身下将清洁大单展开铺好，表面平整、紧实、无皱褶	3
		（7）大单包角手法规范，四角平整，无松散	2
		（8）铺好橡胶中单与中单一并拉紧塞于床垫下，表面平整、无皱褶	2
		7. 病人仰卧：移枕于床正中，协助病人平卧	2
		8. 更换被套	
		（1）松开被筒，解开被套系带	1
		（2）取出毛毯	3
		（3）取清洁被套，铺于病人身上，较少暴露病人	2
		（4）一手伸入清洁被套内，抓住被套和毛毯上端一角，翻转清洁被套，同法翻转另一角	3
		（5）整理被头端，向下拉平毛毯和被套，毛毯平整，同时撤污被套，放污物袋内	4
		（6）系好被套系带	1
		（7）将盖被折成筒状，被筒对称，两边与床沿齐，被尾整齐	4

项目	分值	操作要求	评分细则
操作过程	76	（8）中线正，内外无皱褶	4
		9. 更换枕套	
		（1）取出枕芯，换枕套	1
		（2）整理枕头，四角充实	1
		（3）枕套开口背门，放于病人头下	2
		10. 协助整理：协助病人取舒适卧位，移回床旁桌椅，整理床单位	2
操作后	4	1. 整理用物	2
		2. 洗手，脱口罩	2
操作整体评价	8	程序正确，动作规范，操作熟练，手法轻稳，运用节力原则，护患沟通有效，注意保护病人隐私	8
总分	100		

四、注意事项

1. 操作时动作轻稳，注意节力，若两人配合应动作协调。

2. 保证病人舒适安全，不宜过多翻动和暴露病人，保护病人隐私，必要时可用床挡保护病人。

3. 病人的衣服、床单、被套等建议每周更换 1~2 次，如被血液、便液等污染时，应及时更换。

4. 病床应用湿式清扫，一床一巾一消毒。禁止在病区走廊上堆放更换下来的衣物。

项目五　平车运送技术操作流程及评分标准 ▷▷▷▷

一、目的

运送不能起床的病人入院、做各种特殊检查、治疗、手术或转运。

二、操作分解流程

（一）案例

李某，女，28岁，孕28周，近期常感胸闷、气促、心动过速，休息片刻后可缓解，于2017年5月20日15：30入院检查，遵医嘱需做心电图、透视等相关检查。

任务：病人入院，现遵医嘱需要做心电图、透视检查，如何运送病人？运送过程中应注意什么？

（二）评估

环境宽敞，便于操作；季节和室外温度；平车性能是否良好；根据病情准备用物。

（三）操作者准备

衣帽整洁，洗手，戴口罩。

（四）准备、检查物品

序号	物品名称	数量	检查内容
1	平车	1	各部件性能良好，必要时备木板或橡胶中单，为病情较重或骨折病人准备
2	枕头	1	清洁、干燥
3	棉被或毛毯	1	清洁、干燥

（五）操作流程

用物准备好了，现在开始操作吧！

1. 接到医嘱，核对医嘱准确无误。

2. 评估环境：病室光线充足、宽敞便于操作、温/湿度适宜；平车性能良好。

3. 核对病人床号和姓名，解释转运目的和过程，以取得病人合作。评估病人体重、意识状态、病情、躯体活动能力、损伤部位、有无输液管道及理解合作程度。

（女士，您好，我是您的责任护士小朱，请问您的床号、姓名是什么？我核对一下您的手腕带。李女士，您好，因为您刚入院，为了便于医生进一步确诊，根据医嘱需要外出做心电图、透视检查，就是将您转移到另一张床上，由我带您到心电图室。转运的过程中，如果您有身体不适请及时告诉我，请问除了胸闷、气促、心动过速外，您还有其他地方不舒服吗？您先休息一下，我去准备用物。）

4. 准备用物：根据病情准备好平车、枕头、毛毯或棉被、垫子，必要时准备木板或橡胶中单等。

5. 核对病人床号、姓名及手腕带→推平车至病室，平车与病床纵向紧靠，大轮靠床头，固定车闸。

（女士，您好，请您再次告知我您的姓名、床号，我核对一下您的手腕带，我们将出去做检查了。）

6. 安置体位：协助病人自行穿衣，移至床旁。根据病情选择合适的搬运法：一人搬运法嘱病人双手置于护士颈后；二、三、四人搬运法嘱病人双手置于腹部或交叉于胸前。

7. 挪动：协助病人将上半身、臀部、下肢按顺序依次向平车移动，卧于平车中间，病人头部位于大轮端，根据病情安置舒适卧位，保暖。

（李女士，请您先移动上半身到平车上，再依次移动臀部及下肢。）

8. 一人搬运法：推平车至床尾，使平车头端与床尾成钝角，固定车闸，护士一手自病人腋下伸至对侧肩部外，另一手伸至病人臀下，嘱病人双手交叉于护士颈后，抱起病人，稳步移动，将病人臀部轻放于平车中央，再放脚及上身，盖好棉被。

（李女士，请您将双手置于我颈后扣住，不用紧张，我一手置于您肩部，一手置于臀下将您抱起，帮助您移到平车上。）

9. 二人搬运法：推平车至床尾，平车头端与床尾成钝角，固定车闸，护士甲、乙二人站在同侧床旁，将病人双手置于腹上，协助其移动至床边缘。护士甲一手托住病人头、颈、肩部，另一手托住腰部；护士乙一手托住病人臀部，另一手托住病人腘窝处，由一人发出口令，二人同时抬起，使病人身体向护士倾斜，同时移步走向平车，轻放于平车中央，盖好棉被。

（李女士，现在要将您转运到平车上外出做检查，请您放松，请您配合我将双手置于腹上，我们两个人会分别抱住您的肩部、颈部、腰部、臀部及腘窝处帮助您转移。）

10. 三人搬运法：同一人搬运法推平车固定。护士甲、乙、丙三人站在同侧床旁，将病人双手置腹上，协助其移到床边缘，护士甲一手托住病人头、颈、肩部，另一手托住背部；护士乙一手托住病人腰部，另一手托住臀部；护士丙一手托住病人腘窝部，另一手托住小腿处，由一人喊口令，三人同时托起病人使其身体向护士倾斜，同时移步走向平车，轻放于平车中央，盖好棉被予保暖。

（李女士，您行动不便，现在需要外出做心电图检查，请您配合我将双手置于腹上，我们三个人会分别抱住您的肩部、颈部、背部、腰部、臀部及腘窝、小腿处帮您转移到平车上，请您放松。）

11. 四人搬运法：移开床旁桌椅，松开盖被，在病人腰、臀下铺帆布兜或者中单，将平车推至床旁平齐，大轮紧靠床头，固定车闸。护士甲、乙分别站于床头和床尾，护士丙、丁分别站于病床和平车一侧，护士甲双手托住病人头、颈、肩部，护士乙双手托住病人的双足，护士丙、丁分别紧抓住帆布兜或者中单四角，由一人喊口令，四人同时用力抬起，将病人抬至平车，轻放于中央。

（李女士，您行动不便，现在需要外出做心电图检查。我们先在您的腰部、臀部下铺一块中单，请您配合我将双手置于腹上，卧于中单中央，我们四个人会分别托住您，同时抬起进行平车转移，请您放松。）

12. 安置病人：据病情需要安置卧位及各导管，根据气温用毛毯或棉被保暖。

13. 铺暂空床：整理床单位，铺成暂空床，保持病室整洁、美观。

14. 运送病人：松闸，运送病人至指定地点。

附：下平车

1. 推平车至床尾，使平车头端与床尾成钝角，固定车闸。

2. 护士一手自病人腋下伸至对侧肩部外，另一手伸至病人臀下，嘱病人双手交叉于护士颈后，抱起病人轻放于床上，为病人保暖（根据病情、体重选用合适的搬运法）。

3. 整理床单位，还原床旁桌椅。

4. 推平车至原处放置，便于他人使用。

三、评分标准

操作时间：10 分钟

项目	分值	操作要求	评分细则
素质要求	4	1. 着装规范（服装鞋帽整洁、不佩戴首饰）	2
		2. 洗手（六步洗手法），戴口罩	2
操作前准备	15	1. 核对确认病人	4
		2. 备齐物品，放置合理	4
		3. 环境宽敞、整洁、安全，便于操作	3
		4. 病人理解目的、愿意合作、有安全感	4

项目	分值	操作要求	评分细则
操作过程	62	1. 移开床旁桌椅，松开盖被	6
		2. 协助病人穿衣并移至床边，安置好病人身上各种导管	6
		3. 根据搬运法正确推放平车，固定车闸	6
		4. 正确搬运病人（托置的部位及着力点正确）	8
		5. 护士动作轻稳、协调、节力，并应随时观察病人病情	6
		6. 病人卧于平车中央，避免碰撞，维持治疗	6
		7. 保持输液管道及引流管通畅，妥善固定	6
		8. 护士要观察病人面色及病情变化	8
		9. 内容通俗易懂、语言表达准确、注意事项清楚，有效沟通（前、中、后）	10
操作后	11	1. 为病人安置合适卧位，保暖，拉起护栏	4
		2. 整理床单位，改为暂空床，保持病室环境整洁	2
		3. 用物处理恰当	2
		4. 洗手（六步洗手法），脱口罩	2
		5. 记录	1
操作整体评价	8	整体操作流程熟练、语言表达准确、注意事项清楚	8
总分	100		

四、注意事项

1. 搬运时，动作轻稳，协调一致，尽量使病人的身体靠近护士。

2. 搬运病人前妥善安置各种导管，避免脱落、受压，保持引流通畅。

3. 推车时，护士站在病人头侧，便于观察病情，保证病人的持续性治疗不受影响。

4. 平车上下坡时，车速适宜，病人头部应在高处一端，进出门时，不可用车撞门，以免引起病人不适。

5. 搬运骨折病人，平车上需垫木板，并固定好骨折部位；颅脑损伤、颌面部外伤及昏迷病人，应将头偏向一侧。

6. 冬季应注意保暖。

项目六 轮椅搬运技术操作流程及评分标准 ▷▷▷▷

一、目的

1. 护送不能行走但能坐起的病人入院、出院、检查、治疗或进行室外活动。

2. 帮助病人下床活动，促进其血液循环和体力恢复。

二、操作分解流程

（一）案例

莫某，39 岁，产后第 2 天，血压 110/80mmHg，既往无高血压病史，偶伴恶心、惊厥，需要轮椅搬运。

任务：遵医嘱予轮椅搬运。

（二）评估

地面整洁、干燥、平坦，环境宽敞，便于轮椅通行。

（三）操作者准备

衣帽整洁，修剪指甲，洗手，戴口罩。

（四）准备、检查物品

序号	物品名称	数量	检查内容
1	轮椅	1	功能良好
2	毛毯或外套	1	清洁、干燥
3	布鞋或防滑拖鞋	1	清洁、干燥
4	别针	1	功能良好
5	软枕（必要时）	1	清洁、干燥

（五）操作流程

用物准备好了，现在开始操作吧！

（女士，您好，我是您的责任护士小李，请问您的床号、姓名是什么？我核对一下您的手腕带。莫女士，您好，是这样的，您现在是产后第 2 天，遵医嘱我们要带您去做 B 超，看一下宫腔情况，由于您行动不便，所以我们将使用轮椅送您去做检查，您先休息一下，我去准备用物。）

1. 仔细检查轮椅的性能，查对床号、姓名，问候病人，说明操作目的和配合方法，指导病人配合。

（护士：莫女士，我现在协助您移到轮椅上，需要您配合时，我指导您，好吗？

病人：好的，谢谢。）

2. 夹闭引流管路，妥善放置。天冷时将棉被平铺在轮椅上，上端高过病人颈部 15cm 左右。

3. 协助病人从床上向轮椅移动：

（1）将轮椅推至病人健侧床旁，使椅背与床尾平齐，椅面朝向床头，将闸制动，翻起脚踏板，防止轮椅滑动。

（2）（护士：我现在要扶您坐起来，请用手掌撑在床面上维持坐姿。）

协助病人穿衣及鞋袜下地，撤盖被至床尾。

（3）（护士：如有不舒适请告诉我，请放心，我会注意给您保暖，不会让您受凉的。）

注意观察病人有无眩晕和不适等反应。

（4）护士站在轮椅背后，用两手臂压住椅背下面的横档，以固定轮椅，协助病人下床，转身，扶着轮椅的扶手坐入轮椅，身体置于椅座中部，抬头向后靠坐稳。

（5）翻下脚踏板，协助病人双脚置于其上。

（6）天冷时将棉被上端围在病人颈部，两侧围裹病人双臂，余下的部分围裹病人上身、下肢和双脚。

（7）整理床单位，铺暂空床。观察病人，确定无不适后，松闸，推病人至目的地。

4. 协助病人从轮椅向床上移动：

（1）将轮椅推至床尾，椅背与床尾平齐，病人面向床头。

（2）扳制动闸将轮椅制动，翻起脚踏板。

（3）松开病人身上的棉被。

（4）护士站在轮椅背后抵住轮椅。

（护士：请让我协助您站起来，然后转身坐在床沿上。）

（5）协助病人脱去鞋子及外衣，躺卧舒适，盖好棉被。

（6）整理床单位，观察病情，记录。

5. 协助病人从坐便器上向轮椅移动：

（1）将轮椅推至坐便器旁斜放，使病人的健侧靠近坐便器。

（2）扳制动闸将轮椅制动，协助病人从坐便器上缓慢站起。

（3）嘱病人用健侧手扶着轮椅的扶手，护士协助其转身坐入轮椅，抬头向后靠坐稳。

6. 轮椅的使用：

（1）（护士：请您在坐轮椅时身体不可前倾，不可自行站起或下轮椅，以免摔倒。）对身体不能保持平衡者，系安全带，避免发生意外。

（2）下坡时，倒转轮椅，使轮椅缓慢下行，病人头及背部应向后靠。

（3）病人如有下肢水肿、溃疡或者关节疼痛，可将脚踏板抬起，并垫软枕，双脚踏在软枕上。

（4）（护士：我现在要推您去做检查，请您抓紧扶手，如有不适，请告诉我。）

（5）在推送过程中注意观察病人情况；过门槛时，翘起前轮，避免过大的震动，保证病人安全。

7. 运送完毕，整理用物，登记，洗手。

三、评分标准

操作时间：10 分钟

项目	分值	操作要求	评分细则
素质要求	5	1. 着装整洁	3
		2. 洗手，戴口罩	2
操作前准备	7	1. 物品准备：轮椅 1 辆 环境：整洁、安静	5
		2. 洗手，戴口罩	2
操作过程	72	1. 双人核对医嘱，明确目的	5
		2. 评估病人 （1）生命体征 （2）治疗管路固定情况 （3）伤口敷料包扎情况 （4）患肢感觉、运动、肿胀程度	10
		3. 向病人解释操作方法及配合指导	5
		4. 检查轮椅的使用状态	3
		5. 停止静脉输液，给予拔针或留置针封管	3
		6. 倾倒引流液，夹闭尿管、伤口引流管等治疗管路，妥善固定	5
		7. 协助病人坐于床旁，将已夹闭的引流袋固定于病员服上，高度要求低于引流部位	5

项目	分值	操作要求	评分细则
操作过程	72	8. 观察病人状态，确认无头晕、恶心等不适	8
		9. 将轮椅推至床边，轮椅坐面摆放为与床边成45°角的位置，固定车轮，打开轮椅的双脚踏板	8
		10. 操作者站于患侧肢体旁，一手环抱病人腰部，一手支撑病人同侧手臂，借助健侧下肢力量扶病人站立，并移动至轮椅，缓慢坐下	6
		11. 操作过程中观察病人反应，倾听病人主诉	5
		12. 协助病人整理衣物	3
		13. 告知病人注意事项	6
操作后	8	1. 整理床单位及用物	6
		2. 洗手，脱口罩	2
操作整体评价	8	操作准确、熟练，查对规范，与病人沟通有效	8
总分	100		

四、注意事项

1. 经常检查轮椅，保持各个部件完好，随时取用。
2. 推轮椅下坡时速度要慢，妥善安置病人体位，保证安全。
3. 病人如有下肢浮肿、溃疡或者关节疼痛，可在轮椅脚踏板上垫一个软枕。
4. 注意观察病人面色、脉搏，以及有无疲劳、头晕等不适。

项目七 担架运送技术操作流程及评分标准 ▷▷▷▷

一、目的

运送不能起床的病人入院、外出检查、治疗、手术或转运病人，保证病人在运送过程中舒适、安全，无并发症及意外发生。

二、操作分解流程

（一）案例

陈某，男，35 岁，在脚手架上作业不慎坠落，伤及头颈部，120 急救车及医护人员到现场后，将病人搬运至救护车。入院后，现遵医嘱护送病人做检查。

任务：现遵医嘱护送病人做检查。

（二）评估

1. 环境

环境宽敞，便于操作，地面干燥、平坦，通道宽敞、无障碍物，温度适宜。

2. 病情

病人意识状态、心理状态、体重及配合能力，对担架运送法的认知、合作程度；病人损伤部位、伤口和用药情况，管路情况，躯体活动能力。

3. 解释

向病人及家属解释搬运的步骤及配合方法。

（三）操作者准备

着装整洁，修剪指甲，洗手，戴口罩。

（四）准备、检查物品

序号	物品名称	数量	检查内容
1	担架	1	担架各部件性能完好
2	棉被或毛毯	2	清洁、干燥、带被套

序号	物品名称	数量	检查内容
3	枕头	1	清洁、干燥、带枕套
4	中单	1	清洁、干燥、无破损

（五）操作流程

用物准备好了，现在开始操作吧！

1. 检查与核对

检查担架性能，将担架及用物放置在病人床旁；核对病人姓名、床号、腕带、执行单及医嘱；向病人（或家属）介绍搬运的过程、方法及配合事项。

（先生，您好，我是您的责任护士小王，请问您的床号、姓名是什么？我核对一下您的手腕带。陈先生，您好，您头颈部受到了损伤，为了进一步明确受伤情况，根据医嘱需要给您进行颈椎、颅脑 CT 检查，需要到影像科 CT 检查室进行检查。因为您行动不便，需要用担架把您运送到 CT 检查室，所以需要您配合我做一些动作。在担架搬运过程中，您需要保持双手放置在胸腹部，不要随意动弹，避免从担架上坠落，搬运过程中可能有一点摇晃，请您不要紧张。）

2. 固定导管

妥善固定好病人身上的各种导管，避免导管脱落、受压或液体逆流。

3. 搬运病人

根据病人病情及体重，确定搬运方法。

（陈先生，我和我的同事现在要将您搬运至担架上，请您放松，不要紧张。）

（1）二人搬运法：

①准备：将毛毯或棉被平铺于担架上。担架置于床旁地上，有平车时，与床沿平齐放于平车上。

②松被穿衣：松开盖被，协助病人穿好衣裤。

③移动病人：护士甲、乙两人站于病人同侧床旁，协助病人将双上肢置于胸腹部交叉，协助病人移至床边。

④托扶病人：护士甲一手托住病人头、颈、肩部，另一手托住病人腰部；护士乙一手托住臀部，一手托住腘窝。

⑤搬移病人：两人同时协调用力，使病人的身体向护士倾斜，移步转身至担架，将病人稳妥轻放于担架中央。

（2）三人搬运法：

①准备：同二人搬运法。

②松被穿衣：同二人搬运法。

③移动病人：护士甲、乙、丙三人站于病人同侧床旁，协助病人将双上肢置于胸腹部交叉，协助病人移至床边。

④托扶病人：护士甲一手托住病人头、颈、肩部，另一手托住病人胸背部；护士乙一手托住腰部，另一手托住臀部；护士丙一手托住腘窝，另一手托住小腿。由护士甲喊口令，三人同时用力，将病人移至担架中央。

（3）四人搬运法：

①放置平车：移床旁椅至对侧床尾，放置平车于床尾，使平车头端与床尾成钝角，固定车闸。将担架置于平车上。将毛毯或棉被平铺于担架上。

②松被穿衣：松开盖被，协助病人穿好衣裤。

③移动病人：移开床旁桌椅，协助病人移至床边。

④安置病人：在病人腰部、臀下铺中单，协助病人将双上肢置于胸腹部交叉。

⑤托扶病人：护士甲站在床头，双手托住病人头、颈、肩部；护士乙站在床尾，双手托住病人双腿；护士丙和护士丁分别站在病床和担架两侧，抓住中单的四角。由护士甲喊口令，四人同时协调用力，将病人移至担架中央。

（4）给病人盖好棉被或毛毯，扣紧安全带。

（陈先生，这样卧位舒适吗？是否感觉冰冷？请不要随意移动身体，避免坠落。现在我们会将您送至检查室，如果途中有任何不舒适，请立即告诉我。）

（5）整理床单位，铺成暂空床。

（6）运送：

①二人、三人搬运法：护士甲站在担架前、护士乙站在担架后，护士乙负责观察病人病情。两人分别双手握住担架扶手，由护士甲喊口令，两人同时协调用力，水平抬起担架。

②四人搬运法：护士甲、乙分别站在担架前两侧，护士丙、丁分别站在担架后两侧，护士乙、丁负责观察病人病情。四人分别用双手握住近处担架扶手，由护士甲喊口令，四人同时协调用力，水平抬起担架。

③运送时步伐一致，确保担架平稳。护送病人至目的地。

4. 安返病室

回床时与离床搬运法相同。协助病人盖好被子，取舒适卧位，观察病人病情。整理床单位，担架放回原处；洗手。

（陈先生，您的检查已经结束，现在把您送回床位休息。这样卧位舒适吗？我将呼叫铃放在您床旁，有事请按中间按钮，我也会随时过来巡视的，谢谢您的配合。）

三、评分标准

操作时间：15分钟

项目	分值	操作要求	评分细则
素质要求	4	1. 着装规范（服装鞋帽整洁、不佩戴首饰）	2
		2. 指甲符合要求	2

续表

项目	分值	操作要求	评分细则
操作前准备	10	1. 评估环境（整洁、安静、安全）	2
		2. 准备用物（根据操作需要准备）	2
		3. 洗手（六步洗手法），戴口罩	2
		4. 用物放置合理，符合要求	4
操作过程	72	1. 正确评估，选用适宜搬运法	6
		2. 检查担架性能，将担架放置在病人床旁，备好棉被	4
		3. 核对病人姓名、床号、腕带、执行单及医嘱	4
		4. 向病人（或家属）介绍搬运过程、方法及配合事项，取得配合	4
		5. 松开病人盖被，协助病人穿衣，安置好病人身上各种导管	4
		6. 协助病人移至床边	4
		7. 选择合适搬运法正确搬运病人至担架（托置部位及着力点正确）	15
		8. 为病人盖棉被保暖，扣上安全带	6
		9. 整理床单位	4
		10. 正确运送病人至目的地（运送动作正确、协调、平稳，随时观察病情）	15
		11. 运送病人安返病房，协助病人取舒适位，整理床单位，担架放至原处	6
操作后	6	1. 正确处理用物	4
		2. 洗手（六步洗手法），脱口罩	2
操作整体评价	8	整体操作流程熟练、语言表达准确、注意事项清楚	8
总分	100		

四、注意事项

1. 搬运过程中动作要轻巧、敏捷，步调一致，避免震动，以减轻病人的痛苦。

2. 正确评估病人，灵活地采取不同的搬运方法，避免由于搬运方法不当造成伤害。

3. 搬运过程中，应注意观察病人的病情变化。如若发现病人面色苍白、头晕、血压或脉搏减弱、恶心、呕吐、烦躁不安等应暂停转送，就地抢救。

4. 搬运过程中注意保持导管固定妥当，管道通畅。

项目八　约束带运用技术操作流程及评分标准 ▷▷▷▷

一、目的

使用合适的保护用具限制病人身体某部位的活动，防止小儿及高热、谵妄、昏迷、躁动、危重病人因意识不清等原因发生坠床、撞伤、抓伤、摩擦伤等意外情况，确保病人安全，保证治疗、护理工作的顺利进行。

二、操作分解流程

（一）案例

陈某，因颅脑损伤，颈椎骨折入院。入院后意识障碍，烦躁，呕吐。为确保病人安全，保证治疗、护理工作的顺利进行，你作为责任护士将采取什么护理措施？

任务：根据病情选择合适的保护用具对病人进行约束。

（二）评估

病室整洁、宽敞、光线适宜，必要时移开床旁桌椅。

（三）操作者准备

衣帽整洁，洗手，戴口罩。

（四）准备、检查物品

序号	物品名称	数量	检查内容
1	床挡	1	固定稳妥，活动度良好
2	约束带	1	清洁，干燥，未被污染
3	棉垫	1	清洁，干燥，未被污染
4	支被架	1	固定稳妥，清洁，未被污染

（五）操作流程

用物准备好了，现在开始操作吧！

1. 接到医嘱

核对医嘱准确无误。

2. 评估环境

病室整洁、宽敞、光线适宜，移开床旁桌椅。

3. 评估病人

核对病人姓名、床号、腕带、执行单及医嘱，向病人及家属介绍所需保护用具的种类、使用时间、使用方法及配合事项。

（女士/先生，您好，我是您家属的责任护士小王，请问他/她的床号、姓名是什么？我核对一下他/她的手腕带。女士/先生，您好，您家属因颅脑损伤，颈椎骨折入院，入院后意识障碍，烦躁，呕吐。为确保他/她的安全，保证治疗、护理工作的顺利进行，根据医嘱需要给他/她使用约束带进行约束，控制他/她手脚不自主地活动。约束带2小时会松解一次，以免造成肢体局部血液循环不良。待病人后期情况良好，可以自己控制肢体活动了，我们就解除，这样能避免他/她手受伤，他/她也会感觉舒服一些，您看可以吗？谢谢您的配合，我去准备用物。）

4. 准备用物

洗手，戴口罩。检查床挡、约束带、棉垫，合理放置于治疗车上层，另备速干手消毒剂，医疗、生活垃圾桶。

5. 核对解释

推治疗车至病室，治疗车与床尾成45°角，核对病人床号、床尾卡→推治疗车与床旁桌成45°角，询问病人床号、姓名，核对手腕带。

（女士/先生，您好，请您再次告知我您家属的姓名、床号，我核对一下他/她的手腕带。）

6. 安置体位

协助病人取平卧位。

7. 肩部约束

将棉垫放于病人腋窝，将袖套套于病人两侧肩部，袖套上的细带在胸前打结，长带系于床头栏杆（先来约束他/她的肩部，为了使他/她的腋下不受摩擦，再垫上一块棉垫，最后用这个布带固定在床头上）。

8. 手臂约束

在需要约束的部位垫棉垫，再把尼龙搭扣约束带套在棉垫外稍拉紧，然后扣好粘扣，带子系于床边缘。

9. 整理床单位

检查约束肢体是否处于功能位，整理床单位。

10. 观察记录

每15~30分钟巡视病房1次，每2小时松解被约束部位的约束带，并检查该部位的皮肤及肢体血液循环情况。

11. 收拾整理用物

医疗垃圾、生活垃圾分类放置，治疗车及治疗盘用消毒毛巾擦拭，待干备用。

12. 洗手

洗手（六步洗手法），脱口罩。

三、评分标准

项目	分值	操作要求	评分细则
素质要求	4	1. 着装规范（服装鞋帽整洁、不佩戴首饰）	2
		2. 指甲符合要求	2
操作前准备	10	1. 评估环境（整洁、宽敞、光线适宜）	2
		2. 准备用物（根据操作需要准备）	3
		3. 洗手（六步洗手法），戴口罩	2
		4. 用物放置合理，符合要求	3
操作过程	72	1. 床挡：正确选择合适的床挡，检查床挡性能是否良好	7
		2. 约束带	
		（1）根据病情选择合适的约束带	15
		（2）检查病人约束部位皮肤及肢体功能活动度	10
		（3）根据病情选择合适约束带对病人进行约束，注意保护病人皮肤及血液循环情况，保持肢体于功能位	20
		3. 支被架	
		（1）检查用物	10
		（2）将支被架罩于防止受压的部位，盖好盖被	10
操作后	6	1. 正确处理用物	4
		2. 洗手（六步洗手法），脱口罩	2
操作整体评价	8	整体操作流程熟练、语言表达准确、人文关怀强	8
总分	100		

四、注意事项

1. 严格掌握保护用具应用指征，向病人及家属介绍保护用具使用的必要性、操作要点及注意事项，以取得配合和理解，维护病人自尊。

2. 检查床挡性能，防止病人皮肤擦伤、撞伤、坠床等意外情况发生，发现异常立即报告并及时处理。

3. 约束松紧适度，一般以能伸入 1~2 个手指为宜。约束手腕及足踝部等骨隆突处时应先垫好棉垫，再用约束带，以免摩擦伤皮肤；同时保持肢体于功能位，以减轻病人的不适。

4. 定时（每 2 小时）松解，观察约束带有无脱落、死结，以及病人生命体征、皮肤颜色/温度、血液循环、骨骼、肌肉等各方面情况，必要时进行局部按摩，防止约束部位发生血液循环障碍或皮肤受损。

项目九　洗手技术操作流程及评分标准　▷▷▷▷

一、目的

有效的洗手可清除手上99%以上的各种暂住菌，是防止医院感染传播最重要的措施之一。通过洗手，能清除手部皮肤污垢和大部分暂住菌，切断通过手传播感染的途径。

二、操作分解流程

（一）案例

张某，男，50岁，因右前臂外伤行清创缝合术后，护士遵医嘱进行静脉输液。

任务：护士操作前准备。

（二）评估

环境宽敞、清洁、明亮，定期消毒。

（三）操作者准备

着装整洁，修剪指甲，取下挂表、饰物，卷袖过肘。

（四）准备、检查物品

序号	物品名称	数量	检查内容
1	流动水洗手设施	1	清洁、干燥
2	清洁剂	1	在有效期内
3	干手物品	1	有消毒效果
4	护手液（必要时）	1	在有效期内
5	速干手消毒剂（必要时）	1	在有效期内

（五）操作流程

用物准备好了，现在开始操作吧！

1. 准备

打开水龙头，调节合适水流和水温。

2. 湿手

在流动水下，使双手充分淋湿。

3. 涂剂

关上水龙头，并取清洁剂均匀涂抹至整个手掌、手背、手指、指缝。

4. 洗手

认真揉搓双手至少15秒，具体揉搓步骤：

（1）掌心相对，手指并拢相互揉搓。

（2）掌心对手背沿指缝相互揉搓，交换进行。

（3）掌心相对，双手交叉指缝相互揉搓。

（4）弯曲手指使关节在另一个手掌心旋转揉搓，交换进行。

（5）一手握另一手大拇指旋转揉搓，交换进行。

（6）五个手指尖并拢在另一个手掌心中旋转揉搓，交换进行。

（7）一手握住另一手手腕，回旋揉搓手腕部及腕上10cm，交换进行。

5. 冲净

打开水龙头，在流动水下彻底冲净双手。

6. 干手

关闭水龙头，干手方法有三种：毛巾、擦手纸、干手机。

三、评分标准

操作时间：2分钟

项目	分值	操作要求	评分细则
素质要求	4	1. 着装规范（服装鞋帽整洁、不佩戴首饰）	2
		2. 指甲符合要求	2
操作前准备	10	1. 评估环境（整洁、安静、安全），洗手池台面清洁、干燥	5
		2. 准备用物（根据操作需要准备）	5
操作过程	72	1. 准备：打开水龙头，调节合适水流和水温	5
		2. 湿手：在流动水下，使双手充分淋湿	5
		3. 涂剂：关上水龙头，并取清洁剂均匀涂抹至整个手掌、手背、手指和指缝	5
		4. 洗手：认真揉搓双手至少15秒，具体揉搓步骤	

续表

项目	分值	操作要求	评分细则
操作过程	72	（1）掌心相对，手指并拢相互揉搓	6
		（2）掌心对手背沿指缝相互揉搓，交换进行	6
		（3）掌心相对，双手交叉指缝相互揉搓	6
		（4）右手握住左手大拇指旋转揉搓，交换进行	6
		（5）弯曲手指使关节在另一个手掌心旋转揉搓，交换进行	6
		（6）将五个手指尖并拢放在另一个手掌心旋转揉搓，交换进行	6
		（7）一手握住另一手手腕，回旋揉搓手腕部及腕上 10cm，交换进行	6
		5. 冲净：打开水龙头，在流动水下彻底冲净双手	5
		6. 干手：擦干双手（用一次性纸巾擦干/毛巾擦干/用干手机干燥双手）	5
		7. 关闭水龙头采用防止手部再污染的方法	5
操作后	6	正确处理用物	6
操作整体评价	8	整体操作流程熟练、语言表达准确	8
总分	100		

四、注意事项

1. 当手部有血迹或其他体液等肉眼可见污染时，应用清洁剂和流动水洗手；当手部没有肉眼可见污染时可用速干手消毒剂消毒双手代替洗手，揉搓方法与洗手方法相同。

2. 洗手方法正确，手的各个部位都需洗到、冲净，尤其要认真清洗指背、指尖、指缝和指关节等易污染部位；冲净双手时注意指尖向下。

3. 注意调节合适的水温、水流，避免污染周围环境。

4. 洗手指征：

（1）直接接触每个病人前后。

（2）从同一病人身体的污染部位移动到清洁部位时。

（3）接触病人黏膜、破损皮肤或伤口前后。

（4）接触病人血液、体液、分泌物、排泄物、伤口敷料等之后。

（5）接触病人周围环境及物品后。

（6）穿脱隔离衣前后、脱手套之后。

（7）进行无菌操作前，或接触清洁、无菌物品前。

（8）处理药物或配餐前。

项目十　戴脱口罩、帽子技术操作流程及评分标准 ▷▷▷▷

一、目的

戴口罩保护医务人员，预防空气、飞沫传播性疾病；保护抵抗力低下或高度易感染病人，避免交叉感染；防止飞沫污染无菌物品或清洁的食品。戴帽子可以防止医务人员头发散落、头屑飘落或头发被污染。

二、操作分解流程

（一）案例

俞某，女，因左侧肺脓肿于 2017 年 5 月 4 日入院，查体：左肺可闻及湿啰音、支气管呼吸音及胸膜摩擦音。入院后遵医嘱给予一级护理、普食、隔离、脓肿引流、补液抗炎等对症处理。

任务：今日为病人入院后第 2 天，现遵医嘱更换脓肿引流袋，进入隔离病房之前，佩戴口罩、帽子，准备用物。

（二）评估

操作区光线适宜、清洁、宽敞。

（三）操作者准备

着装整洁，修剪指甲，洗手。

（四）准备、检查物品

序号	物品名称	数量	检查内容
1	医用防护口罩	1	包装完整无破损、无潮湿，在有效期内
2	一次性普通口罩	1	包装完整无破损、无潮湿，在有效期内
3	外科口罩	1	包装完整无破损、无潮湿，在有效期内

序号	物品名称	数量	检查内容
4	一次性帽子	1	包装完整无破损、无潮湿，在有效期内
5	布制帽子	1	干净完整无破损、无潮湿
6	治疗车	1	清洁、干燥（配生活垃圾桶、医疗垃圾桶）
7	速干手消毒剂	1	在有效期内

（五）操作流程

用物准备好了，现在开始操作吧！

1. 戴工作帽

取出大小合适、清洁的一次性或布制帽子戴上，帽子应遮住全部头发。

2. 戴医用防护口罩

取出口罩，手穿过口罩松紧绳，有鼻夹的一面背向外，内面向上，金属边一边向前，水平放置于手上。口罩紧贴面部，下端松紧绳拉过头顶置于颈后双耳下，口罩上端松紧绳置于头顶中部。双手示指压紧鼻梁两侧的金属条，根据鼻梁的形状塑造鼻夹，使口罩上端紧贴鼻部。双手遮盖口罩进行正、负压测试，检查口罩密合性。正压测试：双手遮盖口罩，大力呼气，如空气从口罩边缘溢出，即佩戴不当，须再次调整松紧带及金属条。负压测试：双手遮盖口罩，大力呼气，口罩中央下陷，如有空气从口罩边缘进入，即佩戴不当，须再次调整松紧带及金属条，如调整后，口罩边缘仍有气体进出，则需更换口罩的型号。

3. 戴一次性普通口罩或外科口罩

取出口罩，手避免接触口罩内面。防水层向外，吸水层向内，有金属条一边向上，将口罩横贴于口鼻部，松紧绳挂于双耳。将口罩皱褶向上、下方向拉开，使之覆盖口鼻和下颌。双手示指紧压鼻梁两侧的金属条，使口罩上端紧贴鼻部。

4. 脱口罩

洗手后，将口罩两端的松紧绳取下，双手避免触及口罩外面，将污染面向内折叠，用手指捏住松紧绳，放入医疗垃圾桶内。

5. 脱帽子

洗手后取下帽子。

三、评分标准

操作时间：5分钟

项目	分值	操作要求	评分细则
素质要求	4	1. 服装鞋帽整洁、不佩戴首饰	2
		2. 指甲符合要求	2
操作前准备	16	1. 评估环境	4
		2. 洗手（六步洗手法）	4
		3. 选择一次性或布制帽子	4
		4. 根据用途及佩戴者脸型大小选择合适口罩	4
操作过程	64	1. 戴帽子：将帽子遮住全部头发，戴妥	4
		2. 戴口罩	
		（1）口罩紧贴面部，完全覆盖口鼻和下颌	5
		（2）系带是耳套式，分别将系带系于左右耳后	5
		（3）医用防护口罩的系带下方系于颈后，上方系于头顶中部	5
		（4）双手示指按压鼻夹	5
		（5）医用防护口罩正压测试	5
		（6）医用防护口罩负压测试	5
		3. 脱口罩	
		（1）洗手（六步洗手法）	4
		（2）取下口罩两端松紧绳	4
		（3）双手避免触及口罩外面，将污染面向内折叠	4
		（4）手捏住松紧绳放入医疗垃圾桶内	4
		4. 脱帽子	
		（1）洗手（六步洗手法）	4
		（2）取下帽子	2
		（3）一次性帽子放入医疗垃圾桶内	4
		（4）布制帽子放入小塑料袋内送清洗、消毒	4
操作后	8	1. 用物处理恰当	4
		2. 洗手（六步洗手法）	4
操作整体评价	8	整体操作流程熟练、语言表达准确、无菌观念强	8
总分	100		

四、注意事项

1. 进入污染区和洁净环境前、进行无菌操作等应戴帽子；帽子大小合适，能遮住全部头发；被病人体液、血液污染，应立即更换；一次性帽子使用后丢弃入医疗垃圾桶；布制帽子保持清洁、干燥，每次或每天更换与清洁。

2. 戴口罩后，避免触摸口罩，以防降低保护作用，更不可用污染的手触摸口罩。

3. 每次进入工作区域前，应检查医用防护口罩的密合性。

4. 一般诊疗活动可佩戴一次性口罩或外科口罩；在手术室或护理实施保护性隔离的病人、进行体腔穿刺等操作时应佩戴外科口罩；接触经空气传播或飞沫传播的呼吸道传染病病人或进行可能产生喷溅的诊疗操作时，应佩戴医用防护口罩。

5. 一次性口罩不可重复使用，一般佩戴4小时即应更换。每次接触严密隔离的病人后或口罩有破损、潮湿、变形或受到病人体液、血液的污染，应立即更换口罩。

6. 医护人员进入隔离病区或污染区时，应按规定戴帽子、口罩；离开隔离病区或污染区前，消毒双手，脱帽子、口罩。

7. 口罩使用后，立即取下，不可悬挂在胸前，取下时手不可接触污染面。

项目十一 无菌技术操作流程及评分标准 ▷▷▷▷

一、目的

无菌技术是在医疗、护理操作过程中,保持无菌物品、无菌区域不被污染,防止一切微生物侵入人体的一系列操作技术。无菌技术作为预防医院感染的一项重要而基础的技术,医护人员必须正确、熟练地掌握,在技术操作中严守操作规程,以确保病人安全。

二、操作分解流程

(一)案例

一某,女,21岁,因急性阑尾炎于2017年5月20日15:30急诊入院,查体:全腹压痛、无反跳痛、肌紧张。立即给予急诊手术。

任务:病人今日为术后第1天,现遵医嘱准备换药盘。

(二)评估

环境宽敞、清洁。操作前30分钟停止清扫,减少走动,避免尘埃飞扬,治疗台面无灰尘。治疗室每日用紫外线灯照射消毒1次。

(三)操作者准备

着装整洁,修剪指甲,洗手,戴口罩,必要时穿无菌衣、戴无菌手套。

(四)准备、检查物品

序号	物品名称	数量	检查内容
1	无菌持物钳包	1	无菌包名称(内装无菌罐一个、无菌持物钳一把)、有效日期,化学指示胶带变色,包布无破损、无潮湿
2	无菌纱布罐	1	无菌纱布罐(内放置两块以上纱布)已开包,在有效期内
3	棉签	1	在有效期内,包装无破损、无漏气
4	碘伏	1	在有效期内

序号	物品名称	数量	检查内容
5	无菌溶液	1	根据医嘱选用无菌溶液，检查无菌溶液名称、浓度、标签是否清晰、有效期、瓶口无松动、瓶身无裂痕、对光检查"四无"（无沉淀、无变色、无絮状物、无浑浊）
6	无菌治疗巾包	1	无菌包名称、内有无菌巾两块，化学指示卡，外包贴化学指示胶带变色，在有效期内，无菌包无破损、无潮湿
7	无菌治疗碗包	1	无菌包名称、内有治疗碗一个，灭菌指示卡，外包贴化学指示胶带变色，在有效期内，无菌包无破损、无潮湿
8	无菌手套	1	手套名称、号码、有效期，检查包装有无破损、漏气
9	治疗盘	1	清洁、干燥
10	启瓶器	1	清洁、干燥
11	弯盘	1	清洁、干燥
12	治疗车	1	清洁、干燥（配生活垃圾桶、医疗垃圾桶）
13	速干手消毒剂	1	在有效期内
14	记录卡	3	清洁
15	笔	1	功能完好
16	挂表	1	功能完好

（五）操作流程

用物准备好了，现在开始操作吧！

1. 治疗车推至操作台旁成45°角固定住→治疗盘放置在操作台上，依次取出无菌物品，有序合理地放置在无菌操作台面上。

2. 检查无菌持物钳包、无菌纱布罐、碘伏、棉签、无菌治疗巾包、无菌治疗碗包、无菌手套、无菌溶液质量和有效期→治疗盘放于操作台的右侧，弯盘放于治疗车的上层→用无菌持物钳取两块纱布，一块放于治疗盘内，一块放于无菌溶液前，"Z"字形擦拭治疗盘，手卫生。

3. 铺无菌盘：检查无菌包→打开无菌包（解带，揭开外、左、右、内角）→用无菌持物钳取一块无菌治疗巾（垂直闭合，手持持物钳上端1/3处，钳端向下，不触及容器口沿及液面以上内壁，钳端闭合）→回包（按原折痕包内、右、左、外角）→注明开包日期及时间→铺盘（捏住治疗巾的外侧打开，上层呈扇形三折，边缘向外）。

4. 取无菌碗：检查无菌碗包→打开无菌碗包（一手抓住包布四角，一手抓住无菌碗）→将无菌碗放于无菌盘的中间。

5. 取无菌溶液：用无菌溶液前的纱布擦净瓶外灰尘→检查无菌溶液的名称、浓度、剂量、有效期，瓶盖无松动，瓶身无裂缝，溶液无混浊、变色、絮状物、沉淀物→用开瓶器打开溶液→用碘伏棉签消毒瓶盖及边缘→打开无菌容器→倒液体（瓶签向手心，先冲洗瓶口于弯盘内，再从原处倒出于治疗碗内）→盖瓶塞→再次用碘伏棉签消毒瓶口及边缘→注明开瓶日期及时间、用途，注明棉签开包的日期及时间。

6. 铺无菌盘（盖）：盖上治疗巾→将治疗巾向上翻折两次，两侧边缘向下翻折一次→注明无菌盘名称、铺盘日期时间并签名，贴于铺好的治疗盘右上角，有效期为4小时。

7. 戴无菌手套：检查无菌手套的名称、型号、灭菌日期→双手分别捏住袋口外层打开→双手同时提起手套袋开口处上层，分别捏住两只手套的反折部分，取出手套→将两只手套掌心相对，先戴一只手，再用已戴手套的手指插入另一手套的反折内面（手套外面），同时将手套戴好→将手套的翻转处套在工作服袖外→双手对合交叉调整手套的位置→检查手套是否有破损，戴手套的手应保持在腰部以上视线范围内，避免污染。

8. 脱无菌手套：戴手套的手捏住手套口翻转脱下→已脱手套的手插入手套内口，向外翻转脱下→将脱下的手套及手套袋放于治疗车下层医疗垃圾桶内。

9. 整理记录：收拾用物（医疗垃圾、生活垃圾分类放置，由医院感染管理科统一回收处理，用消毒液擦拭治疗车、治疗盘，治疗盘反扣晾干备用）→洗手→脱口罩。

三、评分标准

操作时间：15分钟

项目	分值	操作要求	评分细则
素质要求	4	1. 着装规范（服装鞋帽整洁、不佩戴首饰）	2
		2. 指甲符合要求	2
操作前准备	9	1. 评估环境（整洁、安静、安全），操作台面清洁、干燥	2
		2. 准备用物（根据操作需要准备）	2
		3. 洗手（六步洗手法），戴口罩	2
		4. 用物放置合理，符合要求	3
操作过程	74	1. 无菌持物钳：正确使用无菌持物钳	6
		2. 铺无菌盘	
		（1）擦治疗盘	2
		（2）检查无菌包	3
		（3）打开无菌包，夹取无菌治疗巾于治疗盘中，剩余物品按原折打包，注明开包日期、时间及开包人姓名	6
		（4）将无菌巾双折平铺于盘上，将上层呈扇形折叠到对侧，边缘向外	5
		3. 取无菌碗	
		（1）检查无菌治疗碗包	3
		（2）打开无菌治疗碗包，将无菌治疗碗放于治疗盘中央	6

续表

项目	分值	操作要求	评分细则
操作过程	74	4. 取无菌溶液	
		（1）用无菌溶液前的纱布擦净瓶外灰尘	2
		（2）检查无菌溶液	3
		（3）消毒瓶口	5
		（4）倒取无菌溶液	5
		（5）盖上治疗巾，将治疗巾向上翻折两次，两侧边缘向下翻折一次	4
		（6）注明铺盘名称、日期、时间，操作者签名	3
		（7）注明开瓶日期、时间、用途	3
		（8）注明棉签、碘伏开启日期、时间，签名	3
		5. 戴脱无菌手套	
		（1）检查无菌手套	3
		（2）正确戴手套	5
		（3）检查手套有无破损，戴好手套的手应保持在腰部以上视线内	2
		（4）正确脱手套	5
操作后	5	1. 正确处理用物	3
		2. 洗手（六步洗手法），脱口罩	2
操作整体评价	8	整体操作流程熟练、语言表达准确、无菌观念强	8
总分	100		

四、注意事项

1. 使用无菌容器时，不可污染盖的内面、容器边缘及内面。

2. 无菌容器一经打开，使用时间最长不得超过 24 小时。

3. 取用无菌溶液时，不可将无菌敷料、器械直接伸入瓶内蘸取，也不可将无菌敷料接触瓶口倾倒溶液。

4. 无菌持物钳只能用于夹取无菌物品，不能触及非无菌物品。

5. 无菌持物钳不能夹取无菌油纱布，防止油粘于钳端而影响消毒效果，也不能用于换药或消毒皮肤，防止污染。

6. 如到远处夹取无菌物品，应同时搬移无菌持物钳和浸泡容器，以免无菌持物钳在空气中暴露过久而污染。

项目十二 穿脱隔离衣技术操作流程及评分标准 ▷▷▷▷

一、目的

保护医务人员和病人，避免受到血液、体液和感染性物质污染。防止病原微生物播散，避免交叉感染。

二、操作分解流程

（一）案例

钱某，女，30 岁，3 日前因不洁饮食开始出现腹痛及频繁腹泻，伴有里急后重，排便为黏液脓血便，发热，体温最高达 41.6℃，来医院就诊。初步诊断为细菌性痢疾，收入传染病区。

任务：作为护士，该如何为病人进行入院护理？

（二）评估

环境清洁、宽敞、明亮。

（三）操作者准备

衣帽整洁，修剪指甲，取下挂表，卷袖过肘，洗手，戴口罩。

（四）准备、检查物品

隔离衣 1 件，挂衣架，手消毒用物。

（五）操作流程

用物准备好了，现在开始操作吧！

1. 穿隔离衣

（1）取衣

手持衣领取下隔离衣，将隔离衣清洁面朝向自己，污染面向外，衣领两端向外折，对齐肩峰，露出肩袖内口。

（2）穿衣袖

一手持衣领，另一手伸入一侧袖内，举起手臂，将衣袖穿好；露出手，换手持衣领，同法穿好另一袖。

（3）系衣领

两手持衣领，由领子中央沿着领边由前向后理顺领边，扣上领扣。

（4）系袖口

对齐袖口边缘，系好袖扣或系上袖带，需要时用橡皮圈束紧袖口。

（5）系腰带

自一侧衣缝腰带下约5cm处将隔离衣逐渐向前拉，见到衣边捏住，再依法将另一侧衣边捏住。两手在背后将衣边边缘对齐，向一侧折叠，按住折叠处，将腰带在背后交叉，回到前面打一个活结系好。

2. 脱隔离衣

（1）解腰带：解开腰带，在前面打一个活结。

（2）解袖口：解开袖口，在肘上部将部分隔离衣袖塞入工作衣袖内，袖口向外翘起。

（3）消毒双手：用刷手法或泡手法消毒双手并擦干。

（4）解领扣：两手由领子中央沿着领边由前向后将领扣解开。

（5）脱衣袖：一手伸入另一侧衣袖内，拉下衣袖过手（遮住手），再用衣袖遮住的手在外面拉下另一衣袖，两手在袖内使袖子对齐，双臂逐渐退出隔离衣。

（6）挂衣钩：双手持衣领，将隔离衣两边对齐，挂在衣钩上；不再穿的隔离衣，脱下后清洁面向外，卷好投入污物袋中。

（7）清理用物：按医院规定处理。

（8）洗手，脱口罩。

三、评分标准

操作时间：10分钟

项目	分值	操作要求	评分细则
素质要求	4	1. 着装规范（服装鞋帽整洁、不佩戴首饰）	2
		2. 指甲符合要求	2
操作前准备	9	1. 评估环境（清洁、宽敞、光线充足）	2
		2. 准备用物（隔离衣、挂衣架、消毒液或肥皂液、小方巾）	2
		3. 洗手（六步洗手法），戴口罩	2
		4. 用物放置合理，符合要求	3

续表

项目	分值	操作要求	评分细则
操作过程	74	1. 穿隔离衣	
		（1）取衣：手持衣领取下隔离衣，将隔离衣清洁面朝向自己，污染面向外，衣领两端向外折，对齐肩峰，露出肩袖内口	8
		（2）穿衣袖：一手持衣领，另一手伸入一侧袖内，举起手臂，将衣袖穿好；露出手，换手持衣领，同法穿好另一袖	6
		（3）系衣领：两手持衣领，由领子中央沿着领边由前向后理顺领边，扣上领口	5
		（4）系袖口：对齐袖口边缘，系好袖扣或系上袖带，需要时用橡皮圈束紧袖口	5
		（5）系腰带：自一侧衣缝腰带下约5cm处将隔离衣逐渐向前拉，见到衣边捏住，再依法将另一侧衣边捍住。两手在背后将衣边边缘对齐，向一侧折叠，按住折叠处，将腰带在背后交叉，回到前面打一活结系好	10
		2. 脱隔离衣	
		（1）解腰带：解开腰带，在前面打一活结	6
		（2）解袖口：解开袖口，在肘上部将部分隔离衣袖塞入工作衣袖内，袖口向外翘起	7
		（3）消毒双手：用刷手法或泡手法消毒双手并擦干	6
		（4）解领扣：两手由领子中央沿着领边由前向后将领扣解开	3
		（5）脱衣袖：一手伸入另一侧衣袖内，拉下衣袖过手（遮住手），再用衣袖遮住的手在外面拉下另一衣袖，两手在袖内使袖子对齐，双臂逐渐退出隔离衣	10
		（6）挂衣钩：双手持衣领，将隔离衣两边对齐，挂在衣钩上；不再穿的隔离衣，脱下后清洁面向外，卷好投入污物袋中	3
		（7）清理用物：按医院规定处理	3
		（8）洗手，脱口罩	2
操作后	5	1. 正确处理用物	3
		2. 洗手（六步洗手法），脱口罩	2
操作整体评价	8	整体操作流程熟练、语言表达准确、无菌观念强	8
总分	100		

四、注意事项

1. 隔离衣的长短要合适，须全部遮盖工作服，如有破洞，应补好后再穿。

2. 隔离衣应每日更换，如有潮湿或污染，应立即更换。

3. 穿脱隔离衣的过程中避免污染衣领和清洁面，始终保持衣领清洁。

4. 穿好隔离衣后，双臂保持在腰部以上，视线范围内；不得进入清洁区，避免接触清洁物品。

5. 消毒手时不能沾湿隔离衣，隔离衣也不可触及其他物品。

6. 脱下的隔离衣，如果挂在半污染区，清洁面向外；如果挂在污染区，则污染面向外。

项目十三　穿脱防护服技术操作流程及评分标准 ▷▷▷▷

一、目的

在医疗、护理操作过程中，保护工作人员和病人，避免交叉感染，有效隔离病菌、有害超细粉尘、酸碱溶液、电磁辐射。

二、操作分解流程

（一）案例

武某，女，60 岁，因发热，体温最高达 39℃，咳嗽，乏力，咽痛来医院就诊。诊断为新冠肺炎，收入传染病区。

任务：进入病区为病人提供医疗服务。

（二）评估

环境宽敞、明亮、安全、整洁，分区明确，符合操作要求。

（三）操作者准备

仪表端庄，去除饰品，修剪指甲，着手术衣。

（四）准备、检查物品

序号	物品名称	数量	检查内容
1	一次性使用外科手套	2	手套型号、有效日期、无潮湿及破损
2	护目镜	1	有效日期、包装无破损
3	一次性使用靴套	2	清洁完好、无漏气
4	一次性鞋套	2	清洁完好、无漏气
5	医用防护服	1	外包装完好、型号，在有效期内
6	一次性手术帽	1	在有效期内

序号	物品名称	数量	检查内容
7	N95口罩	1	挤压无漏气、无破损、无潮湿，在有效期内
8	治疗盘	1	清洁、干燥
9	穿衣镜	1	功能完好
10	医疗垃圾桶（大）	1	清洁、干燥
11	生活垃圾桶（大）	1	清洁、干燥
12	治疗车	1	清洁、干燥
13	速干手消毒剂	4	在有效期内
14	消毒液桶	1	桶内有配置完毕的含氯消毒液，标签清晰，在有效期内
15	一次性使用隔离衣	1	外包装完好、型号，在有效期内

（五）操作流程

用物准备好了，现在开始操作吧！

将治疗车推至操作台旁成90°角，将治疗盘内物品依次取出放置在操作台上，摆放合理有序，放置完毕，将治疗车推到操作台旁。

1. 检查防护用品

一次性使用外科手套，型号合适，挤压无漏气，包装完好，在有效期内；护目镜，在有效期内，挤压无漏气，包装完好；一次性靴套，清洁完好；一次性鞋套，清洁完好；医用防护服，包装完好，型号合适，在有效期内；一次性使用隔离衣，挤压无漏气，包装完好，型号合适，在有效期内；一次性手术帽，开包，在有效期内；N95口罩，挤压无漏气，包装完好，在有效期内。

2. 戴手术帽

用六步洗手法洗手，戴一次性手术帽，头发无外露，佩戴完好，无皱褶。

3. 戴N95口罩

打开口罩外包装，检查系带松紧度，一手托住N95口罩扣于口鼻部，另一手将口罩系带先后戴在颈部、头部，调整系带到合适位置，系带无扭曲，松紧适宜。塑形，快速呼气两次，无气体逸出，说明口罩密闭性好。

4. 戴护目镜

检查护目镜系带松紧度，将护目镜置于眼部合适位置，调至舒适，调整系带，系带无扭曲，松紧适宜，盖住帽檐。

5. 戴第一层外科手套

检查外科手套的名称、型号、灭菌日期，双手分别捏住袋口外层打开，分别捏住两只手套的反折部分，取出手套→将两只手套掌心相对，先戴一只手，再用已戴手套的手指插入另一手套的反折内面（手套外面），同时将手套戴好，双手对合交叉调整手套的位置，检查手套是否有破损。

6. 穿防护服

打开防护服（注意防护服正反面，确保拉链面向自己），检查防护服，重点检查腋下、裆部完好无破损，防护服清洁、干燥、大小合适。将拉链拉至合适位置，一手握住袖口，另一手握住腰部拉链开口处，先穿下肢（脱鞋，穿着过程中确保防护服未接触地面），再穿上肢，将拉链拉至胸部，戴防护帽，拉上拉链，封闭拉链口（撕去拉链口胶带，密封部位未出现皱褶）。

7. 穿靴套

套上一次性靴套，排净靴套内空气（动作应慢，勿挤破靴套），手卫生。

8. 穿鞋套

套上一次性鞋套（勿撕破鞋套），手卫生。

9. 穿隔离衣

打开隔离衣，手持衣领，露出衣袖内口，穿衣袖，先左后右。出前向后理顺衣领，系领口和袖口（衣领及袖口处平整无污染）。在腰下 5cm 处捏住两侧衣边，并向前收拢。将两侧衣边在背后对齐，将对齐的衣边向一侧折叠，不污染隔离衣内面，手持腰带在背后交叉，回到腰前打一活结。

10. 戴第二层外科手套

检查外科手套的名称、型号、灭菌日期，双手分别捏住袋口外层将包装放在操作台面上打开，先捏住 1 只手套的反折部分，取出手套展开，拿住手套最外沿，进行密闭性测试，然后将手套外面翻转在双手除大拇指的 4 个手指，先戴一只手，将手套的翻转处套在隔离衣袖外，同法戴另一只手，手套戴好，十指交叉调整手套的位置，检查手套是否有破损，型号是否合适。

11. 检查防护服密闭性

注意眼部皮肤无外露，护目镜完全遮盖一次性手术帽，头发无外露，袖口紧密，鞋套靴套穿戴完好，防护服密闭性好（双手做伸展动作），伸展性好，穿戴符合规范，进入污染区工作。

12. 脱防护用品

工作完毕，进入缓冲区脱防护用品，手卫生（使用第 2 瓶手消毒剂），脱一次性鞋套，弃入医疗废物桶内。手卫生（使用第 2 瓶手消毒剂），脱隔离衣，连同脱下外层外科手套，弃入医疗废物桶内。手卫生（使用第 3 瓶手消毒剂），解开防护服拉链封闭口，拉开拉链，脱防护帽。防护服内面朝外，从上至下轻轻翻卷，卷至小腿处，连同靴套一同卷至脚踝处，脱下防护服，弃入医疗废物桶内。手卫生（使用第 3 瓶手消毒剂），闭眼屏气，脱护目镜，放消毒液桶中浸泡消毒。手卫生（使用第 3 瓶手消毒剂），闭眼屏气，脱 N95 口罩，弃入医疗废物桶内。手卫生（使用第 3 瓶手消毒剂），低头并略偏向一侧，闭眼屏气，脱手术帽，弃入医疗废物桶内。手卫生（使用第 3 瓶手消毒剂），脱内层手套，手卫生（使用第 4 瓶手消毒剂）。生活垃圾、医疗废物分类处置，脱下的防护用品按感染性医疗废物处置。进入清洁区，流动水洗手，沐浴，操作完毕。

三、评分标准

操作时间：17 分钟

项目	分值	操作要求	评分细则
素质要求	4	1. 着装规范（服装鞋帽整洁、不佩戴首饰）	2
		2. 指甲符合要求	2
操作前准备	9	1. 评估环境，环境宽敞、明亮、安全、整洁，分区明确，符合操作要求	2
		2. 防护用品种类齐全，在有效期内	3
		3. 用物准备齐全，放置合理	4
操作过程	74	1. 穿防护服	
		（1）手卫生	2
		（2）佩戴一次性手术帽，头发无外露	2
		（3）一手托着 N95 口罩扣于口鼻部，另一手将口罩系带先后戴在颈部、头部，确保口罩密闭良好	2
		（4）佩戴护目镜，检查系带松紧度，将护目镜置于眼部合适部位，调至舒适为止	2
		（5）手卫生，检查手套密闭性，戴一次性使用外科手套，再次检查手套密闭性	2
		（6）打开防护服，检查防护服，将拉链拉至合适位置	2
		（7）一手握住袖口，另一手握住防护服腰部的拉链开口处	2
		（8）先穿下肢，再穿上肢；将拉链拉至胸部，戴上防护帽，再将拉链完全拉上，密封拉链口	2
		（9）穿着过程中确保防护服未接触地面	2
		（10）套上靴套，尽量排出靴套内的空气，套上一次性鞋套	2
		（11）打开隔离衣，检查隔离衣，手持衣领将隔离衣清洁面朝向自己，露出衣袖内口，穿衣袖，先左后右	2
		（12）由前向后理顺衣领，系领扣及袖扣，衣领及袖口处平整无污染	2
		（13）在腰下 5cm 处捏住两侧衣边，并向前收拢	2
		（14）将两侧衣边在背后对齐，将对齐的衣边向一侧折叠，不污染隔离衣内面，手持腰带在背后交叉，回到腰前打一活结	6
		（15）手卫生，检查手套密闭性，戴第二层一次性使用外科手套，再次检查手套密闭性	2

项目	分值	操作要求	评分细则
操作过程	74	（16）检查防护服密闭性及伸展性，无裸露皮肤，其帽檐完全遮盖一次性手术帽	2
		2. 脱防护服	
		（1）手卫生	2
		（2）脱鞋套	2
		（3）手卫生	2
		（4）脱隔离衣，连同脱下外层手套	2
		（5）手卫生	2
		（6）解开防护服拉链口，脱去防护帽，防护服内面朝外、从上至下轻轻卷至小腿部，连同靴套卷至脚踝部，将防护服放于垃圾桶内	2
		（7）手卫生	2
		（8）闭眼屏气，将护目镜轻轻摘下，尽量勿抖动，放入盛有消毒液的桶中，双手不可触及面部	4
		（9）脱防护服的过程中动作轻柔，避免产生气溶胶	2
		（10）手卫生	2
		（11）先取下颈部系带，再取下头顶系带，闭眼屏气，取下N95口罩	2
		（12）手卫生	2
		（13）低头并略偏向一侧，闭眼屏气，取下一次性手术帽	6
		（14）脱手套	6
操作后	5	1. 正确处理用物	3
		2. 洗手（六步洗手法），脱口罩	2
操作整体评价	8	整体操作流程熟练、语言表达准确、无菌观念强	8
总分	100		

四、注意事项

1. 防护服、隔离衣只能在规定区域内穿脱，穿前检查有无破损、潮湿，大小是否合适。

2. 接触多个同类传染病病人时，防护服可连续使用，接触疑似病人时，防护服应每次更换。

3. 穿着过程中确保防护服没有接触地面。

4. 防护用品穿戴完毕后，应检查防护服密闭性及伸展性。

5. 脱防护服的过程中身体不能触及防护服外面，动作易轻柔，避免产生气溶胶。

6. 脱手套时手套内面朝外，脱护目镜、口罩时双手不能触及面部，不能触碰口罩污染面，脱帽子过程中，帽檐不能接触身体其他部位，避免发生二次污染。

7. 操作全过程稳、准、轻、快，符合操作要求。

项目十四　口腔护理技术操作流程及评分标准 ▷▷▷▷

一、目的

1. 保持口腔清洁、湿润，预防口腔感染等并发症。
2. 预防或减轻口腔异味，清除牙垢，增进食欲，确保病人舒适。
3. 评估口腔内的变化（如黏膜、舌苔及牙龈等），提供病人病情动态变化的信息。

二、操作分解流程

（一）案例

陈某，男，40 岁，因持续性腹痛 1 日，加重两小时入院。入院诊断为急性阑尾炎，当日行阑尾切除术。术后第 2 日，病人有严重口腔异味。医生开具医嘱：口腔护理，qd。

任务：遵医嘱予口腔护理。

（二）评估

环境宽敞，光线充足或有足够的照明。

（三）操作者准备

衣帽整洁，洗手，戴口罩。

（四）准备、检查物品

序号	物品名称	数量	检查内容
1	治疗盘	1	清洁、干燥
2	口腔护理盘	1	口腔护理盘（内有无菌弯止血钳 1 把、无菌镊 1 把、纱布 2 块、脱脂棉球数个）包装完好、无破损、无潮湿，化学指示胶带变色，在灭菌有效期内
3	无菌持物钳及无菌罐	1	在有效期内，化学指示胶带变色，完好无破损
4	棉签	1	医用无菌棉签在有效期内、无漏气

序号	物品名称	数量	检查内容
5	碘伏	1	在有效期内
6	无菌溶液	1	名称、浓度、剂量，标签清晰，在有效期内，瓶口无松动，瓶身无裂痕，对光检查"四无"（无沉淀、无变色、无絮状物、无浑浊）
7	一次性治疗巾	1	治疗巾完好、无破损、无潮湿，在有效期内
8	压舌板	1	清洁、干燥、包装完好、在有效期内
9	盛有漱口溶液的漱口杯	1	澄清、清洁
10	一次性注射器（30mL 带针）	1	包装完好、无漏气、在有效期内
11	吸水管	1	清洁、干燥
12	手电筒	1	功能完好
13	液状石蜡	1	澄清、清洁、在有效期内
14	口腔溃疡外用药	1	无变质、在有效期内
15	治疗车	1	清洁、干燥（配生活垃圾桶、医疗垃圾桶）
16	速干手消毒剂	1	在有效期内
17	弯盘	2	清洁、干燥
18	记录卡	3	清洁
19	笔	1	功能完好
20	挂表	1	功能完好

（五）操作流程

用物准备好了，现在开始操作吧！

1. 接到医嘱

核对医嘱准确无误。

2. 评估环境

病室光线充足、安静、整洁、无异味。

3. 评估病人

核对病人床号和姓名，向病人解释操作目的并取得合作。评估病人口腔情况，口腔黏膜完好，无破损，无炎症，有严重口腔异味。

［先生，您好，我是您的责任护士小王，请问您的床号、姓名是什么？我核对一下您的手腕带。陈先生，您好，您术后不能自主进行口腔护理，为了保证您的口腔卫生，减轻口腔异味，增加您的舒适度，根据医嘱需要给您进行口腔护理，请问您愿意配合我

吗？请让我评估一下您的口腔情况（注意遮挡光线）。好的，您先休息一下，我去准备用物。]

4. 准备用物

检查口腔护理盘、碘伏、棉签、注射器、溶液质量和有效期→治疗盘放于治疗车上层，弯盘放于操作台一侧→打开口腔护理包→使用持物钳整理口腔护理包内物品→用注射器抽取生理盐水将棉球充分湿润→清点棉球数量→按原折痕打包口腔护理包，放入治疗盘→依次将棉签、盛有漱口溶液的漱口杯、吸水管、手电筒、压舌板、液状石蜡、一次性治疗巾放入治疗盘内，清洁弯盘放于治疗车上层→携用物至病室。

5. 核对解释

推治疗车至病室，治疗车与床尾成45°角，核对病人床号、床尾卡→推治疗车与床旁桌成45°角，询问病人床号、姓名，核对手腕带。

6. 体位

协助病人取侧卧或仰卧位，头偏向一侧。

7. 铺巾置盘

铺治疗巾于病人颈下，置弯盘于病人口角旁。

8. 湿润口唇

用棉签蘸取液状石蜡涂于唇部。

9. 漱口

协助病人用吸水管漱口。

10. 口腔评估

嘱病人张口，一手持手电筒，一手持压舌板观察口腔情况。

11. 按顺序擦洗

用弯止血钳夹取含有无菌溶液的棉球，拧干棉球→嘱病人咬合上下齿→擦洗对侧牙齿外侧牙齿面，沿纵向擦洗牙齿（由臼齿洗向门齿）→同法擦洗近侧牙齿→嘱病人张开上、下齿擦洗对侧上内侧面→擦洗对侧上咬合面→擦洗对侧下内侧面→擦洗对侧下咬合面→弧形擦洗对侧颊部→同法擦洗近侧颊部→擦洗硬腭→擦洗舌面→擦洗舌下→擦洗口腔底。

12. 漱口

协助病人用吸水管吸水漱口，将漱口水吐入弯盘，用纱布擦净口唇。

13. 评估口腔

嘱病人张口，持手电筒检查口腔情况。

14. 润唇

口涂液状石蜡，酌情涂药。

15. 操作后处理

撤去弯盘及治疗巾→协助病人取舒适卧位→整理床单位→清点棉球数量。

16. 整理记录

收拾用物（医疗垃圾、生活垃圾分类放置，由医院感染管理科统一回收处理，用消毒液擦拭治疗车、治疗盘，治疗盘反扣晾干备用）→洗手→脱口罩→记录。

三、评分标准

操作时间：15 分钟

项目	分值	操作要求	评分细则
素质要求	6	1. 着装规范（服装鞋帽整洁、不佩戴首饰）	2
		2. 指甲符合要求	2
		3. 微笑服务，语言柔和恰当，态度和蔼可亲	2
操作前准备	27	1. 评估环境（整洁、安静、安全）	1
		2. 核对确认病人，自我介绍	2
		3. 向病人解释口腔护理的目的，取得病人同意	2
		4. 评估病人口腔情况（口腔黏膜、舌、牙龈、腭有无出血、溃疡、感染、气味，有无义齿）	2
		5. 洗手（六步洗手法），戴口罩	3
		6. 用物放置合理，符合要求（检查用物有效期）	2
		7. 打开口腔护理包准备用物，符合无菌要求	5
		8. 清点棉球，合理选用口腔护理溶液，棉球干湿度适宜	8
		9. 正确处理垃圾	2
操作过程	50	1. 核对确认病人	2
		2. 协助病人侧卧或仰卧，头偏向一侧	1
		3. 治疗巾围于病人颈下，置弯盘于病人嘴角旁	1
		4. 取棉签润湿口唇，协助病人漱口（昏迷病人禁忌漱口）	1
		5. 嘱病人咬合上下齿	2
		6. 用弯血管钳及镊子拧干棉球，用压舌板撑开左侧颊部（方法正确、动作轻柔）	4
		7. 由内向门齿纵向擦洗病人牙齿对侧外侧面	5
		8. 同法擦洗病人牙齿近侧外侧面	5
		9. 嘱病人张口，依次擦洗病人牙齿对侧上内侧面	2
		10. 擦洗对侧上咬合面	2
		11. 擦洗对侧内侧面	2
		12. 擦洗对侧下咬合面	2
		13. 弧形擦洗病人对侧颊部	2
		14. 同法擦洗病人近侧颊部	10
		15. 擦洗硬腭	1

项目	分值	操作要求	评分细则
操作过程	50	16. 擦洗舌面	1
		17. 擦洗舌下	1
		18. 擦洗口腔底	1
		19. 清点棉球	2
		20. 漱口	1
		21. 根据口腔情况，酌情涂药于患处；口唇干裂者可涂液状石蜡	2
操作后	9	1. 再次核对病人，询问感受	2
		2. 协助病人取舒适体位	1
		3. 整理床单位	1
		4. 用物处理正确	2
		5. 洗手（六步洗手法），脱口罩	2
		6. 记录	1
操作整体评价	8	整体操作流程熟练、语言表达准确、体现人文关怀、无菌观念强	8
总分	100		

四、注意事项

1. 昏迷病人禁止漱口，以免引起误吸。

2. 观察口腔时，对长期使用抗生素和激素的病人，应注意观察口腔内有无真菌感染。

3. 使用的棉球不可过湿，以不能挤出液体为宜，防止因水分过多造成误吸。注意夹紧棉球，勿将其遗留在口腔内。

4. 传染病病人的用物需按消毒隔离原则进行处理。

项目十五　鼻饲技术操作流程及评分标准 ▷▷▷▷

一、目的

对不能自行经口进食的病人以鼻胃管供给食物和药物，以维持病人营养和治疗的需要。如：昏迷病人、口腔疾患病人、口腔手术后的病人、不能张口的病人（破伤风病人）、早产儿、病情危重的病人、拒绝进食的病人。

二、操作分解流程

（一）案例

梁某，女，18 岁，因左面颊部肿胀，疼痛 1 天入院，查体：左面颊部凸起，触及一大小为 6cm×6cm 包块，质硬，压痛。遵医嘱予二级护理、鼻饲。

任务：遵医嘱给予鼻饲。

（二）评估

病室光线充足、安静、整洁。

（三）操作者准备

衣帽整洁，修剪指甲，洗手，戴口罩。

（四）准备、检查物品

序号	物品名称	数量	检查内容
1	无菌盘	1	鼻饲盘（内装 2 个治疗碗、压舌板、纱布），在有效期内，包布无破损、无潮湿
2	50mL 注射器	1	包装完整无破损，挤压无漏气，在有效期内
3	20mL 注射器	1	包装完整无破损，挤压无漏气，在有效期内
4	棉签	1	在有效期内，无漏气
5	胃管	1	包装完整无破损，挤压无漏气，在有效期内
6	液状石蜡	1	在有效期内

序号	物品名称	数量	检查内容
7	胶布	1	清洁、干燥
8	安全别针	1	清洁、干燥
9	听诊器	1	橡胶管无老化，听筒传导良好
10	橡皮圈	1	清洁、干燥
11	温开水	1	清洁
12	弯盘	1	清洁、干燥
13	鼻饲液	1	清洁（38~40℃）
14	治疗车	1	清洁、干燥（配生活垃圾桶、医疗垃圾桶）
15	速干手消毒剂	1	在有效期内
16	笔	1	功能完好
17	挂表	1	功能完好
18	治疗盘	1	清洁、干燥
19	水杯	1	清洁、干燥
20	治疗巾	1	清洁、干燥
21	管道标识	1	清洁、字迹清晰
22	手电筒	1	功能良好
23	无菌橡胶手套	1	包装完整无破损，挤压无漏气，在有效期内

（五）操作流程

用物准备好了，现在开始操作吧！

1. 接到医嘱

核对医嘱准确无误。

2. 评估环境

病室光线充足、安静、整洁。

3. 评估病人

核对病人床号和姓名，解释插管目的和过程，以取得病人合作。评估病人鼻腔情况，鼻腔黏膜完整，无鼻中隔偏曲，无鼻息肉，通气良好。

（女士，您好，我是您的责任护士小王，请问您的床号、姓名是什么？我核对一下您的手腕带。梁女士，您好，您暂时不能经口进食，为了维持营养供给，需要给您采用鼻饲，就是将一根细软的管子从您的鼻腔插入胃内，把每天所需的营养物质通过胃管注入胃内，以改善您的营养状况。胃管通过咽喉部时有一点难受，但是只要您配合我做吞咽动作，难受时可以尝试深呼吸就能缓解您的不适。请问您以前有插胃管的经历吗？

我为您检查一下您的鼻腔情况，请您吸气，再呼气。您先休息一下，我去准备用物。）

4. 准备用物

洗手，戴口罩，铺无菌鼻饲盘，盘内放置两个治疗碗、数块纱布，准备 20mL 注射器、50mL 注射器、胃管、棉签、鼻饲液（温度 38~40℃）、液状石蜡、胶布、安全别针、听诊器、橡皮圈、温开水、水杯、压舌板、无菌橡胶手套；弯盘合理放置于治疗车上层。另备速干手消毒剂，医疗、生活垃圾桶。

5. 核对解释

推治疗车至病室，治疗车与床尾成 45°角，核对病人床号、床尾卡→推治疗车与床旁桌成 45°角，询问病人床号、姓名，核对手腕带。

（女士，您好，请您再次告知我您的姓名、床号，我核对一下您的手腕带。）

6. 安置体位

能配合的病人取坐位或半坐位；无法坐起者取右侧卧位；昏迷病人取去枕仰卧位，头向后仰。

7. 清洁鼻腔

治疗巾围于病人颌下，弯盘置于病人口角旁。选择通畅一侧鼻孔，用湿棉签清洁鼻腔。

（梁女士，为了便于插管，我帮您取半坐位好吗？我帮您清洁一下您的鼻腔。）

8. 查管标记

打开无菌鼻饲盘，将胃管、20mL 注射器、50mL 注射器、压舌板按无菌原则打开包装放入无菌盘内，倒液状石蜡于纱布上，准备 3 条胶布（两短一长）于治疗盘上，戴无菌手套，检查胃管是否通畅、光滑，刻度是否清晰。测量插管长度（前额发际至剑突或鼻尖经耳垂至剑突的长度，成人 45~55cm），读取刻度。

9. 润管插入

将胃管缠于一手上，润滑胃管前端（10~20cm）。另一手持胃管从清洁一侧鼻腔轻轻插入，至咽喉部（10~15cm）时嘱病人吞咽，顺势将胃管推进。昏迷病人插管时应取去枕后仰位，当胃管插入 15cm（会厌部）时，左手将病人头部托起，使下颌靠近胸骨柄（以增大咽喉部通道的弧度，便于胃管沿通道后壁进入食管），缓缓插入胃管至预定长度。

（梁女士，现在开始插管，请您放松，请您配合我做吞咽动作，像吞面条一样。有点恶心是吗？我们先休息一下，请您深呼吸。）

10. 观察反应

插管过程中发现病人呛咳、呼吸困难、发绀等情况，应立即拔管，休息片刻后重新插管。如病人出现恶心，可暂停片刻，嘱病人做深呼吸，缓解后继续插入。如插入不畅时，可检查一下胃管是否盘在口中，或将胃管抽出少许，再小心插入至测量的长度，用胶布将胃管固定于同侧鼻翼。

11. 确认固定

插至预定长度后，应检查胃管是否在胃内，检查方法有以下三种：

（1）将听诊器放于病人胃部，经注射器快速向胃内注入 10mL 空气，能听到气过水声。

（2）将胃管末端放入水中观察，无气泡逸出。

（3）在胃管末端连接注射器抽吸，有胃液抽出。

确定胃管在胃内后，用胶布固定（用胶布将胃管固定于同侧颊部）。

12. 灌注食物

连接注射器于胃管末端，抽吸见有胃液抽出，先注入少量温开水，再缓慢灌注鼻饲液或药液（每次抽吸鼻饲液应封闭胃管末端以避免空气进入胃内引起腹胀）。灌食后再注入少量温开水（冲净胃管，避免造成堵管），闭合胃管开口端并反折末端，用纱布包好，橡皮圈系紧，或用夹子夹紧，用别针固定于枕旁或病人衣领处（防止胃管脱落），贴管道标识。

13. 整理记录

清理用物（治疗巾丢于医疗垃圾桶），整理床单位，嘱病人保持原卧位 20 ~ 30 分钟。查对病人床号、姓名，清洗灌注器，放于鼻饲盘内备用，将鼻饲盘放于床旁桌上。

（梁女士，这次鼻饲已经结束，这样卧位舒适吗？请维持这样的卧位 20 ~ 30 分钟，防止餐后不适，胃管给您固定在衣领上，因为您近几天都需要鼻饲，所以请您在翻身或起床活动时注意一下，以免胃管脱落或移位。留置胃管期间请您注意漱口，保持口腔清洁。我将呼叫铃放在您床旁，有事请按中间按钮，我也会随时过来巡视的，谢谢您的配合。）

洗手。记录插管时间，鼻饲液的种类、量，病人反应等。

附：拔管法

1. 用物准备

治疗盘内置治疗碗（内有纱布）、弯盘、薄膜手套、松节油等。

2. 核对解释

携用物至病人床旁，核对病人信息，并解释拔管原因。

3. 去除胶布

铺治疗巾于病人颌下，弯盘置于病人口角旁，夹紧胃管末端放于弯盘内，轻轻揭去胶布，戴薄膜手套。

4. 拔出胃管

用纱布包裹近鼻孔处胃管，嘱病人深呼吸，在病人呼气的时候拔管，在咽喉处快速拔出（避免胃管内残留液体滴入气管），用纱布包住胃管放于弯盘中。

5. 整理记录

清洁病人口鼻及面部，擦去胶布痕迹，协助病人漱口，取舒适卧位。再次核对病人床号、姓名。整理床单位，确认病人无需要后离开。

6. 清理用物

推治疗车回处置室，收拾整理用物，医疗、生活垃圾分开放置，治疗车、治疗盘用消毒毛巾擦拭、待干、备用。洗手，记录拔管时间和病人反应等。

三、评分标准

操作时间：15 分钟

项目	分值	操作要求	评分细则
素质要求	6	1. 着装规范（服装鞋帽整洁、不佩戴首饰）	2
		2. 指甲符合要求	2
		3. 洗手，戴口罩	2
操作前准备	14	1. 核对确认病人	4
		2. 备齐物品，放置合理	4
		3. 环境整洁、安静、安全	2
		4. 病人理解目的、愿意合作、有安全感、卧位正确、选择清洁鼻腔	4
操作过程	64	1. 开包	2
		2. 治疗巾铺颌下，弯盘放于方便取用处	2
		3. 检查胃管是否通畅	2
		4. 长度标记	2
		5. 润滑胃管	2
		6. 清醒者头稍后仰，插胃管至 10~15cm（咽喉部）时嘱病人做吞咽动作	6
		7. 昏迷者去枕，胃管插入 15cm 时托起病人头部，下颌靠近胸骨柄再插	5
		8. 胃管插入胃内长度 45~55cm	4
		9. 标记胃管长度的两种方法正确	4
		10. 如恶心，让病人做深呼吸，暂停片刻再插	4
		11. 检查胃管是否盘在口腔内，如有应拔除，休息片刻重插	4
		12. 检查是否有呛咳、发绀，如误插入气管应立即拔除，休息片刻重插	4
		13. 接注射器抽出胃液	4
		14. 注 10mL 空气，同时在胃部听到气过水声	4
		15. 胃管末端放水杯中无气泡逸出	4
		16. 固定鼻饲管于鼻翼两侧、面颊部	2
		17. 灌饲前抽胃液	3
		18. 灌饲前后用少量温开水冲洗胃管	2
		19. 灌饲液的量每次<200mL，温度 38~40℃，灌饲每次至少间隔 2 小时	2
		20. 胃管末端反折、固定	2

续表

项目	分值	操作要求	评分细则
操作后	8	1. 拔管方法正确	2
		2. 病人床单位整洁	1
		3. 用物处理恰当	2
		4. 洗手，脱口罩	2
		5. 记录	1
操作整体评价	8	整体操作流程熟练、语言表达准确、无菌观念强	8
总分	100		

四、注意事项

1. 鼻饲前应进行有效的护患沟通，向病人解释鼻饲目的及配合方法，消除病人的疑虑和不安全感。

2. 动作应轻柔，以免损伤病人鼻腔和消化道黏膜。且在插管操作中注意与病人的交流及病人的反应。

3. 每次鼻饲的量不超过 200mL，鼻饲间隔时间不少于 2 小时。需要通过胃管灌入药物时，应研碎溶解后再灌入。新鲜果汁和奶液应分别注入，防止产生凝块。

4. 鼻饲过程中应做到"三避免"：①避免灌入空气，以防造成腹胀。②避免灌注速度过快，防止不适应。③避免鼻饲液过热或过冷，防止烫伤黏膜和引起胃部不适。

5. 长期鼻饲时应每天进行口腔护理，每周更换胃管 1 次，晚间末次喂食后拔出，翌晨从另一侧鼻孔插入。

6. 食管、胃底静脉曲张，食管癌，食管梗阻的病人禁忌鼻饲。

项目十六　女病人留置导尿技术操作流程及评分标准 ▷▷▷▷

一、目的

对排尿困难，不能顺利排出尿液的病人，在严格无菌操作下实施用导尿管经尿道插入膀胱引流尿液，从而减轻病人排尿困难引起的不适和预防泌尿系统感染。常用于以下病人：尿潴留病人；做细菌培养的病人；盆腔内器官手术前，为病人导尿，以排空膀胱，避免手术中误伤；治疗膀胱和尿道的疾病，为膀胱肿瘤病人进行化疗。

二、操作分解流程

（一）案例

肖某，女，68岁，平时体弱多病，因急性阑尾炎而行阑尾切除术，术后8小时仍未排尿，主诉下腹部胀痛难忍，有尿意，但排尿困难。检查：耻骨联合上方膨隆，可触及囊样包块。

任务：遵医嘱为病人进行导尿。

（二）评估

病室光线充足、安静、整洁、无异味，调节室温，关闭门窗，拉上床帘遮挡病人。

（三）操作者准备

衣帽整洁，修剪指甲，洗手，戴口罩。

（四）准备、检查物品

序号	物品名称	数量	检查内容
1	一次性导尿包	1	一次性无菌导尿包名称，包装无破损，挤压无漏气，在有效期内
2	一次性治疗巾	1	清洁、干燥

序号	物品名称	数量	检查内容
3	浴巾	1	清洁、干燥
4	便盆	1	清洁
5	便盆巾	1	清洁、干燥
6	治疗车	1	清洁、干燥（配生活垃圾桶、医疗垃圾桶）
7	速干手消毒剂	1	在有效期内
8	笔	1	功能完好
9	挂表	1	功能完好
10	标签	1	干净
11	成人护理垫	1	清洁
12	10mL空钊	1	完好，在有效期内
13	弯盘	1	清洁
14	薄膜手套	1	完好
15	纱布	2	清洁

（五）操作流程

用物准备好了，现在开始操作吧！

1. 核对医嘱

接到医嘱，核对医嘱准确无误。

2. 评估环境

病室光线充足、安静、整洁、无异味、隐蔽、有安全感。

3. 评估病人

核对病人床号、姓名和手腕带，解释导尿目的和过程，以取得病人合作。了解病人病情和既往病史，评估病人会阴处皮肤黏膜情况和膀胱充盈度。

（女士，您好，我是您的责任护士小王，请问您的床号、姓名是什么？我核对一下您的手腕带。肖女士，您好，根据医嘱需要给您进行导尿术操作，就是在严格无菌操作下，用导尿管经尿道插入膀胱引流尿液从而减轻您排尿困难引起的不适，以预防泌尿系统感染。请问您以前有导尿的经历吗？我为您检查一下您的会阴部皮肤黏膜情况和膀胱充盈度。您先休息一下，我去准备用物。）

4. 准备用物

洗手，戴口罩，检查一次性无菌导尿包、一次性治疗巾、成人护理垫、浴巾、便盆巾，将以上用物合理放置于治疗车上层，另备便盆、速干手消毒剂，医疗、生活垃圾桶。

5. 核对解释

推治疗车至病室，治疗车与床尾成 45°角，核对病人床号、床尾卡，推治疗车与床旁桌成 45°角，询问病人床号、姓名，核对手腕带。

（女士，您好，请您再次告知我您的姓名、床号，请让我核对一下您的手腕带。）

核对无误以后告知病人准备开始操作，先关闭门窗，拉上窗帘遮挡病人。

6. 安置体位

站病人右侧，松开床尾盖被→帮助病人脱去对侧裤腿盖在近侧腿上，必要时盖上浴巾，上身和对侧腿用盖被遮盖，注意保暖→协助病人取屈膝仰卧位，双腿略外展，露出外阴部→成人护理垫和一次性治疗巾铺于病人臀下。

7. 清洁外阴

手卫生，在治疗车上打开导尿包外包装→把第一层弯盘及用物置于近会阴处，左手戴好无菌手套→右手持无菌镊子夹取消毒棉球，将 6 个棉球依次消毒阴阜（Z 字形擦拭）、对侧大阴唇、近侧大阴唇，左手分开大阴唇，消毒对侧小阴唇、近侧小阴唇、尿道口至肛门（消毒由外向内，自上而下，先对侧再近侧，每个棉球限用 1 次）→将污物棉球放于弯盘内，消毒完毕，脱下手套置于弯盘内，撤物移至治疗车下层，进行快速手消毒。

（肖女士，现在我先帮您进行第一次消毒，请您不要紧张。）

8. 开包铺巾

将导尿包置于病人两腿之间，按无菌操作要求打开导尿包内层，戴无菌手套，洞巾口对准尿道口铺好，使洞巾与包布内面形成一无菌区→将弯盘置于近会阴处，依次按顺序合理摆放包内无菌物品→用 10mL 注射器注入空气检查导尿管气囊是否漏气、破损，再抽出空气，检查尿管是否通畅，注射器放回原处备用→检查集尿袋保护帽及开关是否完好，刻度是否清晰→将尿管夹口开关套在导尿管上，开放导尿管，连接集尿袋，润滑导尿管的前端放于无菌区域。

9. 再次消毒

左手分开并固定小阴唇，右手持无菌尖头镊子夹取 4 个消毒棉球依次消毒病人尿道口、对侧小阴唇、近侧小阴唇、尿道口至肛门→将污物棉球放于弯盘内，用无菌尖头镊子将弯盘移至床尾。

（肖女士，现在我需要帮您进行第二次消毒，请您不要紧张。）

10. 插管固定

左手仍固定小阴唇，右手持导尿管前端对准尿道口轻轻插入 4~6cm，见尿流出再插 5~7cm；右手取注射器注入 10mL 空气于导尿管气囊内，轻拉导管有阻力感，可证实导尿管已固定于膀胱内；将尿袋从洞巾口穿出，通过大腿下方用安全别针将集尿袋固定在床沿。

（肖女士，现在我要进行插尿管，请您不要紧张，张口呼吸，这样可以帮助您的尿道括约肌松弛。）

11. 整理记录

收拾用物，协助病人穿裤，取舒适卧位，打开帷帘，开窗→贴上标签，整理床单位、清理用物（垃圾分类处理）→观察尿液引流情况、尿液的质和量、病人情况→再次核对病人床号、姓名→洗手，脱口罩，记录→如有尿标本，贴上标签，及时送检。

（肖女士，这次导尿操作已经结束，请您在翻身或起床活动时注意一下，保持引流管放置妥当，避免扭曲、受压、堵塞等造成引流不畅。我将呼叫铃放在您床旁，有事请按中间按钮，我也会随时过来巡视的，谢谢您的配合。）

附：拔导尿管

1. 用物准备

治疗盘内置弯盘、两块纱布、薄膜手套一双、空针一支、治疗巾一块。携用物至病人床旁，核对病人信息，并解释拔出尿管原因→核对无误以后告知病人准备开始操作，先关闭门窗，拉上帷帘→协助病人取屈膝仰卧位，双腿略外展，露出外阴部→将一次性治疗巾铺于病人臀下，弯盘放置于病人两腿之间→戴上薄膜手套，用空针将导尿管气囊内空气抽出→夹住导尿管末端，用纱布包裹近尿道口处尿管轻轻拔出→用干净纱布擦净外阴，脱下手套，撤去弯盘和治疗巾，移至治疗车下层。

2. 整理记录

收拾用物，协助病人穿裤，取舒适卧位，打开窗帘，开门窗→整理床单位，再次核对病人床号、姓名→洗手，脱口罩，记录。

3. 清理用物

推治疗车回处置室，收拾整理用物，医疗、生活垃圾分开放置→治疗车、治疗盘用消毒毛巾擦拭、待干、备用→洗手，记录拔管时间和病人反应等。

三、评分标准

操作时间：10分钟

项目	分值	操作要求	评分细则
素质要求	6	1. 着装规范（服装鞋帽整洁、不佩戴首饰）	2
		2. 指甲符合要求	2
		3. 洗手，戴口罩	2
操作前准备	8	1. 评估环境	1
		2. 核对病人信息	2
		3. 告知病人导尿目的、方法，语言规范	2
		4. 了解病人病情和既往病史	1
		5. 评估膀胱充盈度，会阴部皮肤、黏膜情况	2
操作过程	64	1. 洗手，戴口罩	2
		2. 备齐物品，放置合理	2
		3. 再次核对病人信息	2
		4. 关闭门窗，拉上窗帘遮挡病人	2

续表

项目	分值	操作要求	评分细则
操作过程	64	5. 采取正确的卧位，注意保暖	3
		6. 铺成人护理垫和一次性治疗巾	2
		7. 初步清洁外阴，消毒方法及顺序正确	5
		8. 初步消毒前戴手套及消毒后脱手套方法正确	4
		9. 撤物摆放正确，消毒双手	2
		10. 打开导尿包不污染，放置合理	3
		11. 戴无菌手套方法正确，不污染	2
		12. 铺洞巾方法正确，不污染	5
		13. 检查导尿管和集尿袋方法正确	3
		14. 将导尿管夹口开关上好并打开开关，润滑导尿管前端，不污染	4
		15. 再次消毒方法及顺序正确，不污染	6
		16. 嘱病人放松，张口呼吸，插导尿管方法正确	6
		17. 用氯化钠注射器固定导尿管并轻拉检查，方法正确	2
		18. 连接集尿袋方法正确，固定在床沿方法正确	2
		19. 拔出导尿管准备物资正确	1
		20. 拔出导尿管方法正确并擦净外阴	6
操作后	14	1. 收拾用物合理正确	2
		2. 协助病人整理衣裤，恢复舒适卧位	2
		3. 贴标签，整理床单位，操作后核对病人信息	4
		4. 观察尿液引流情况、尿液的质和量、病人情况	4
		5. 洗手，脱口罩，记录	2
操作整体评价	8	整体操作流程熟练、语言表达准确、无菌观念强	8
总分	100		

四、注意事项

1. 严格执行无菌操作原则，防止泌尿系统感染。

2. 维护病人自尊，保护病人隐私。操作前做好解释和沟通，操作中做好遮挡和保暖。

3. 插入导尿管和拔出导尿管时动作要轻柔、准确，避免损伤尿道黏膜。

4. 导尿时，如导尿管误入阴道，应立即拔出，重新更换无菌导尿管后重新插入。

5. 保持引流通畅，引流管放置妥当，避免扭曲、受压、堵塞等造成引流不畅。

6. 防止逆行感染，保持尿道口清洁，每日用消毒棉球消毒 1~2 次；每日更换集尿袋，每周更换尿管 1 次，硅胶导尿管可酌情延长更换时间；及时放出集尿袋内尿液，并记录；病人离床活动时，引流管和集尿袋应放置妥当，不可高于耻骨联合，以防尿液逆流。

7. 鼓励病人多饮水，病情允许时多饮水，可达到自然冲洗尿道的目的。

8. 经常观察尿液，每周查尿常规 1 次，若发现尿液浑浊、沉淀或出现结晶，应及时进行膀胱冲洗。

9. 训练膀胱功能，拔管前采用间歇式引流夹管方式，一般每 3~4 小时开放 1 次，使膀胱定时充盈、排空，以促进膀胱功能的恢复。

10. 当不需要继续留置尿管时，应拔管。拔管时应注意要先将球囊内的液体用注射器抽出再拔管，以防将尿道黏膜擦伤，造成病人疼痛和形成血尿。

项目十七 男病人留置导尿技术操作流程及评分标准 ▷▷▷▷

一、目的

1. 为尿潴留病人引流出尿液，减轻其痛苦。

2. 协助临床诊断：①留取未受污染的尿标本做细菌培养。②测量膀胱容量、压力及检查残余尿液。③进行尿道或膀胱造影等。

3. 为膀胱肿瘤病人进行膀胱化疗。

二、操作分解流程

（一）案例

李某，男，73 岁，因排尿困难 6 小时入院，查体：下腹部胀痛，叩诊为浊音，质硬，压痛。遵医嘱予二级护理、流质饮食、导尿。

任务：遵医嘱予导尿。

（二）评估

病室光线充足、安静、整洁、舒适，根据需要遮挡病人。

（三）操作者准备

衣帽整洁，洗手，戴口罩。

（四）准备、检查物品

序号	物品名称	数量	检查内容
1	无菌导尿包	1	一次性导尿包（包括初步消毒、再次消毒和导尿用物，初步消毒用物：小方盘、碘伏棉球袋、镊子、纱布、手套；再次消毒及导尿用物：治疗盘、手套、孔巾、气囊尿管、碘伏棉球袋、润滑油棉球袋、镊子 2 把、无菌液体的 10mL 注射器空针、标本瓶、纱布、引流袋、别针、方盘、外包治疗巾），有效日期，化学指示胶带变黑，外包装无破损、无潮湿

序号	物品名称	数量	检查内容
2	备用导尿管	1	外包装完整无破损，挤压无漏气，在有效期内
3	垫巾	1	清洁、干燥
4	浴巾	1	清洁、干燥
5	治疗盘	1	清洁、干燥
6	治疗车	1	清洁、干燥（配生活垃圾桶、医疗垃圾桶）
7	便盆	1	清洁、干燥
8	便巾	1	清洁、干燥
9	速干手消毒剂	1	在有效期内
10	笔	1	功能完好
11	挂表	1	功能完好
12	尿管标识	1	字迹清晰

（五）操作流程

用物准备好了，现在开始操作吧！

1. 接到医嘱

核对医嘱及治疗单准确无误。

2. 评估环境

病室光线充足、安静、整洁、无异味。

3. 评估病人

核对病人床号和姓名，解释此次操作的目的和方法，以取得病人合作。评估病人意识状态、合作程度、心理状态、膀胱充盈度、会阴部皮肤黏膜情况及清洁度。根据病人的自理能力，嘱其清洁外阴。

［男士，您好！我是您今天的责任护士小王，请问您的床号、姓名是什么？请允许我核对一下您的手腕带。李先生，您好！请问您是否有想排尿，但又不能自主排出的感觉呢？我为您检查一下膀胱充盈情况和会阴部皮肤情况好吗？（注意为病人保暖，保护病人隐私，必要时予屏风遮挡，检查膀胱充盈时叩诊为浊音，会阴部黏膜完好无异味。）遵医嘱需要为您留置尿管，将尿液引流出来，请问您以前有过上尿管的经历吗？您能自行活动吗？请您清洗一下会阴，我去准备用物。］

4. 准备用物

洗手，戴口罩。治疗车上层：一次性导尿包，备用导尿管，治疗盘内盛放一次性垫巾、浴巾、尿管标识，快速手消毒剂；治疗车下层：便盆、便盆巾、医疗垃圾桶、生活垃圾桶。

5. 核对解释

推治疗车至病房，治疗车与床尾成 45°角，核对病人床号、床尾卡→推治疗车与床旁桌成 45°角，询问病人床号、姓名，核对手腕带。

（李先生，您好！刚刚我们已经见过面，请您再次告诉我您的床号、姓名，我核对一下您的手腕带，我已将用物准备完毕，请问您清洗会阴了吗？在操作过程中可能会有些不适，请配合我的操作，不要随意活动好吗？请您不要过于担心，我会尽量轻柔一些的。）

6. 安置体位

将床旁椅移至操作同侧床尾→将便盆放置在床旁椅上，打开便盆巾→松开床尾盖被→帮助病人脱去对侧裤腿盖于近侧腿部并盖浴巾，对侧腿用盖被盖→协助病人取屈膝仰卧位，腿略外展，暴露外阴→将一次性垫巾垫于病人臀下→手卫生。

7. 初步消毒

将污物盘放于病人床尾→在病人两腿之间打开一次性导尿包→沿原折痕叠好导尿包→按无菌原则戴好无菌手套→操作者一手持镊子夹取消毒棉球进行初步消毒，依次为阴阜、阴茎、阴囊→另一戴手套的手取无菌纱布裹住阴茎将包皮向后推，暴露尿道口→自尿道口向外向后旋转擦拭尿道口、龟头及冠状沟→棉球、纱布置于污物盘内→消毒完毕将弯盘移至床尾污物盘内→脱下手套→手卫生。

8. 打开导尿包

按无菌原则打开治疗巾→取出无菌手套按照无菌操作原则戴好手套→取出孔巾→铺于病人阴茎处并暴露阴茎。

9. 整理用物

按照操作顺序整理好用物→取出导尿管→用润滑液棉球润滑尿管前段→将尿管与引流袋连接放于方盘内→取消毒棉球放于弯盘内。

10. 再次消毒

弯盘移至近外阴处→一手用纱布包住阴茎将包皮向后推，暴露尿道口→另一只手持镊子夹消毒棉球再次消毒尿道口、龟头及冠状沟。

11. 导尿

一手继续持无菌纱布固定阴茎并提起与腹壁成 60°角→嘱病人张口呼吸→用镊子夹持导尿管对准尿道口轻轻插入尿道 20~22cm，见尿液流出再插入 1~2cm→一手固定尿管，另一手持注射器向气囊内注入 10mL 无菌生理盐水→轻拉尿管证实尿管已固定稳妥。

（李先生，现在准备为您插管了，请您放松深呼吸，配合我的操作，如有不适请及时告知我。）

12. 导尿完毕

撕开孔巾→用纱布擦净会阴→将尿管从病人大腿下方穿过，妥善固定于床旁→收拾导尿用物弃于医疗垃圾桶内→脱手套→手卫生→协助病人穿好裤子，盖好被盖→撤出一次性垫巾和浴巾→整理床单位→手卫生→填写尿管标识→观察尿液的颜色、性质、量→放尽病人尿袋内的尿液→盖上便盆巾→置于治疗车下层→手卫生→再次核对病人信息→

推车回治疗室收拾用物→洗手，脱口罩，记录。

（李先生，操作已经结束了，您这样躺着舒适吗？留置尿管期间请不要在床上、床下剧烈活动，避免尿管打折、扭曲、受压、脱出，保持尿袋低于膀胱的高度，留置尿管期间多饮水，多排尿，防止泌尿系统感染，每天要进行膀胱功能锻炼及盆底肌训练，护士每天会为您做会阴护理，请问您现在需要帮助吗？我将呼叫铃放在您床旁，有事请按铃，我也会随时过来巡视的，谢谢您的配合，祝您早日康复。）

三、评分标准

项目	分值	操作要求	评分细则
素质要求	6	1. 服装、鞋帽整洁	2
		2. 仪表大方，举止端庄	2
		3. 指甲符合要求	2
操作前准备	22	1. 核对病人信息，确认病人	4
		2. 环境宽敞、整洁、明亮、安全	3
		3. 评估病人意识状态、合作程度、膀胱充盈度、会阴部皮肤黏膜、自理能力	6
		4. 洗手，戴口罩	3
		5. 备齐物品，放置合理，检查有效期	6
操作过程	56	1. 关闭门窗，调节室温，保护病人隐私，松开被尾，协助病人脱去对侧裤腿盖于近侧腿上，盖被盖，臀下垫巾，手卫生	8
		2. 打开导尿包不污染。放置合理，初步消毒方法正确（阴阜、阴茎、阴囊），无菌纱布裹住阴茎暴露尿道口，消毒尿道口、龟头、冠状沟，脱手套，手卫生	8
		3. 戴无菌手套方法正确，不污染，铺孔巾方法正确，不污染	8
		4. 铺治疗巾扩大无菌区域，检查气囊尿管是否完好，并连接尿袋，润滑导尿管方法正确，不污染，取消毒棉球放于弯盘内	8
		5. 一手纱布包住阴茎将包皮往后推暴露尿道口，一手消毒尿道口、龟头、冠状沟，顺序无误	8
		6. 阴茎与腹壁成 60° 角，插管深度适宜 20~22cm，见尿后再插入 1~2cm，观察尿液引流情况，并妥善固定（向气囊内注入一定的气体或液体）	8
		7. 撕下孔巾，擦净会阴，收拾导尿用物弃于医疗垃圾桶内，脱手套，协助病人穿好裤子，撤去一次性垫巾和浴巾，整理床单位，手卫生，填写尿管标识	8

续表

项目	分值	操作要求	评分细则
操作后	8	1. 病人床单位整洁	2
		2. 用物处置恰当	3
		3. 洗手，脱口罩	2
		4. 记录	1
操作整体评价	8	严格遵守无菌操作原则，操作娴熟	8
总分	100		

四、注意事项

1. 严格执行查对制度和无菌技术操作原则。

2. 在操作过程中注意保护病人的隐私，并采取适当的保暖措施，防止病人着凉。

3. 对膀胱高度膨胀且极度虚弱的病人，第一次放尿不得超过 1000mL，大量放尿可使腹腔内压急剧下降，血液大量滞留在腹腔内，导致血压下降而虚脱；另外，膀胱内压突然降低还可导致膀胱黏膜急剧充血，发生血尿。

4. 为男性病人导尿时，动作应轻柔，为利于插管顺利应提起阴茎与腹壁成 60° 角，切记勿用力过快过猛而损伤尿道黏膜。

5. 为避免损伤和泌尿系统感染，必须掌握男性和女性尿道的解剖特点。

项目十八　大量不保留灌肠技术操作流程及评分标准 ▷▷▷

一、目的

1. 解除便秘和肠胀气。
2. 清洁肠道，为手术、检查或分娩做准备。
3. 稀释并清除肠道内有毒物质，减轻中毒。
4. 为高热病人降温。

二、操作分解流程

（一）案例

王某，女，入院 1 天，诊断便秘 4 天。遵医嘱给予大量不保留灌肠。

任务：遵医嘱予大量不保留灌肠。

（二）评估

1. 评估环境

病室光线充足、安静、整洁、符合操作要求。酌情关闭门窗，保持合适的室温。必要时用屏风遮挡，保护病人隐私。

2. 评估病人

了解病人的病情、目前身体情况、排便习惯、病人对大量不保留灌肠的认知、合作程度及病人肛门部位的皮肤和黏膜情况。

（三）操作者准备

着装整洁，洗手，戴口罩。

（四）准备、检查物品

序号	物品名称	数量	检查内容
1	一次性灌肠袋	1	包装完好无破损，挤压无漏气，在有效期内
2	手套（一次性）	1	包装完好无破损，挤压无漏气，在有效期内

序号	物品名称	数量	检查内容
3	棉签	1	在有效期内，无漏气
4	液状石蜡	1	在有效期内
5	纱布	1	包装完好无破损，挤压无漏气，在有效期内
6	弯盘	1	清洁、干燥
7	0.1%~0.2%肥皂液	1	温度39~41℃，用量：成人每次用量为500~1000mL
8	治疗车	1	清洁、干燥（配生活垃圾桶、医疗垃圾桶）
9	速干手消毒剂	1	在有效期内
10	血管钳	1	清洁、干燥
11	水温计	1	功能完好
12	治疗盘	1	清洁、干燥
13	治疗巾	1	清洁、干燥
14	便盆	1	清洁、干燥
15	卫生纸	1	清洁、干燥
16	输液架	1	功能良好

注：液量：成人每次用量500~1000mL，小儿每次用量200~500mL，1岁以下婴儿每次用量50~100mL。温度：液体温度30~41℃，降温温度28~32℃，中暑病人可用4℃等渗冰盐水。肝性脑病病人禁用肥皂水灌肠。

（五）操作流程

用物准备好了，现在开始操作吧！

1. 核对医嘱

接到医嘱，核对医嘱准确无误。

2. 评估环境

病室光线充足、宽敞、明亮、安静、整洁。

3. 评估病人

（女士，您好！我是您的责任护士小李，请告诉我您的床号、姓名，请让我核对一下您的手腕带。王阿姨，您好，您已便秘4天，根据医嘱需要给您采用灌肠术解除便秘，希望您能配合。王阿姨，可以让我检查您的肛门部位的皮肤和黏膜情况吗？王阿姨，您的肛门部位的皮肤和黏膜情况良好。请您先休息一下，我去准备用物。）

4. 核对解释

推治疗车至病室，治疗车与床尾成45°角，核对病人床号、床尾卡→推治疗车与床旁桌成45°角，询问病人床号、姓名，核对手腕带。

（女士，您好！请您再次告知我您的姓名、床号，请让我核对一下您的手腕带。）

5. 安置体位

协助病人取左侧卧位，双腿屈膝，裤腿卷至膝部，臀部移至床沿，治疗巾垫于臀下，将弯盘置于臀边。

6. 挂灌肠袋排气

将灌肠袋挂于输液架上，关闭调节器开关，将灌肠液倒于灌肠袋内，袋内液面距离肛门 40~60cm，戴手套，润滑肛管前段，排尽管内空气，夹管。

7. 插管

左手垫纱布分开臀部，显露肛门，嘱病人深呼吸，右手将肛管从肛门轻轻插入直肠 7~10cm。

（王阿姨，现在开始插管，请您放松，深呼吸，有任何不适请您立即告知我。）

8. 注入灌肠液

左手下移固定肛管，右手打开调节器，使溶液缓慢流入，待溶液即将灌完时关闭调节器或用血管钳夹管。

（王阿姨，灌肠过程中，如您有便意请您做深呼吸，不能忍受的时候，请您举手示意我，我会及时停止灌肠。）

9. 拔管

用纱布包住肛管轻轻拔出，放入弯盘内。

10. 保留灌肠液

用卫生纸擦净肛门，脱手套，协助病人取舒适卧位。嘱其尽量保留溶液 5~10 分钟后再排便。

11. 协助排便

对不能下床的病人，给予便盆，将卫生纸、呼叫器放于易取处。扶助能下床的病人上厕所排便。

（王阿姨，操作已经结束了，您感觉舒服些了吗？您尽量保留溶液 5~10 分钟再排便，我将呼叫铃放在您的床旁，有事请按呼叫铃，我会随时过来协助您上厕所排便，谢谢您的配合。）

12. 整理床单位

协助病人取舒适卧位，整理床单位，核对病人信息，开窗通风换气。

13. 操作后处理

推治疗车回处置室，收拾整理用物，医疗、生活垃圾分开放置，治疗车、治疗盘用消毒毛巾擦拭、待干、备用。洗手，脱手套，记录（如灌肠后排便 1 次，用 1/E 表示；如灌肠后未排便，则用 0/E 表示；如自行排便 1 次，灌肠后又排便 1 次，用 1^1/E 表示）。

三、评分标准

操作时间：10 分钟

项目	分值	操作要求	评分细则
素质要求	6	1. 着装规范（服装鞋帽整洁）	2
		2. 指甲符合要求	2
		3. 洗手，戴口罩	2

续表

项目	分值	操作要求	评分细则
操作前准备	14	1. 核对确认病人	4
		2. 备齐物品，放置合理	4
		3. 环境整洁、安静、安全，保护病人隐私	2
		4. 病人理解目的、愿意合作、有安全感、卧位正确	4
操作过程	68	1. 测量灌肠液温度	1
		2. 臀下垫治疗巾，弯盘置于臀边	2
		3. 挂灌肠袋，调节好压力	2
		4. 戴手套	2
		5. 润滑肛管前端	5
		6. 排气	4
		7. 夹管	5
		8. 左手用纱布分开臀部，暴露肛门	5
		9. 嘱病人深呼吸，右手轻轻将肛管插入 7~10cm	10
		10. 固定肛管，松开管夹	4
		11. 溶液缓慢流入	4
		12. 注意观察筒内液面下降情况和病人反应	4
		13. 灌肠液即将流尽时夹管	4
		14. 用纱布包裹肛管轻轻拔出	2
		15. 擦净肛门，脱手套	5
		16. 协助病人取舒适卧位	1
		17. 嘱其尽量保留溶液 5~10 分钟后再排便	2
		18. 协助病人排便	2
		19. 内容通俗易懂、有针对性，沟通有效（前、中、后）	4
操作后	4	1. 用物处理恰当	2
		2. 洗手，脱口罩，记录	2
操作整体评价	8	整体操作流程熟练、语言表达准确	8
总分	100		

四、注意事项

1. 保护病人隐私，尽可能减少病人的身体暴露。

2. 消化道出血、妊娠、急腹症、严重心血管疾病等病人禁忌灌肠。

3. 肝性脑病病人禁用肥皂水灌肠，充血性心力衰竭或水钠潴留的病人禁用灌肠。伤寒病人灌肠液量不得超过 500mL，压力要低，液面不得高于肛门 30cm，以免引起肠出血和肠穿孔等并发症。

4. 准确控制灌肠液的温度、浓度、流速、压力和溶液量。

5. 灌肠时病人如有腹胀或便意，应嘱病人做深呼吸，以减轻不适。

6. 灌肠过程中注意观察病情，如病人出现脉速、面色苍白、出冷汗、剧烈腹痛、心慌气急等情况，应立即停止灌肠，并与医生联系及时给予处理。

7. 高热病人灌肠后保留 30 分钟再排出，排便后 30 分钟再测量体温并记录。

项目十九　小量不保留灌肠技术操作流程及评分标准 ▷▷▷

一、目的

适用于腹部或盆腔手术后的病人、危重病人、年老体弱病人、小儿及孕妇等；软化粪便，解除便秘；排出肠道内的气体，减轻腹胀。

二、操作分解流程

（一）案例

张某，女，78岁，因排便困难1周入院，病人主诉：长期排便困难，粪便干燥呈栗子样，并伴有腹痛、腹胀、乏力、消化不良等症状。查体：触诊腹部较硬，可触及包块。遵医嘱予二级护理、流质饮食，给予缓泻剂，但效果不佳。

任务：遵医嘱予小量不保留灌肠。

（二）评估

1. 评估环境

病室光线充足、安静、整洁、符合操作要求。酌情关闭门窗，保持合适的室温。必要时用屏风遮挡，保护病人隐私。

2. 评估病人

了解病人的病情、目前身体情况、排便习惯、病人对小量不保留灌肠的认知、合作程度及病人肛门部位的皮肤和黏膜情况。

（三）操作者准备

着装整洁，洗手，戴口罩。

（四）准备、检查物品

序号	物品名称	数量	检查内容
1	注洗器/量杯/小容量灌肠桶	1	清洁、干燥
2	肛管	1	包装完好无破损，挤压无漏气，在有效期内
3	手套（一次性）	1	包装完好无破损，挤压无漏气，在有效期内
4	棉签	1	在有效期内，无漏气
5	肠道冲洗袋	1	包装完好无破损，挤压无漏气，在有效期内
6	液状石蜡	1	在有效期内
7	纱布	1	包装完好无破损，挤压无漏气，在有效期内
8	温开水 5~10mL	1	清洁
9	弯盘	1	清洁、干燥
10	灌肠（1.2.3溶液）	1	温度为38℃
11	治疗车	1	清洁、干燥（配生活垃圾桶、医疗垃圾桶）
12	速干手消毒剂	1	在有效期内
13	血管钳	1	清洁、干燥
14	水温计	1	功能完好
15	治疗盘	1	清洁、干燥
16	治疗巾	1	清洁、干燥
17	输液架	1	功能良好

注：常用灌肠液有1.2.3溶液（50%硫酸镁30mL、甘油60mL、温开水90mL）；甘油50mL加等量温开水；各种植物油120~180mL。

（五）操作流程

用物准备好了，现在开始操作吧！

1. 核对医嘱

接到医嘱，核对医嘱准确无误。

2. 评估环境

病室光线充足、宽敞、明亮、安静、整洁。

3. 评估病人

（奶奶，您好！我是您的责任护士小林，请告诉我您的床号、姓名，请让我核对一下您的手腕带。张奶奶，您好，您排便困难，根据医嘱需要对您采用小量不保留灌肠术解除便秘，灌肠的过程当中可能会有一些便意，我会教您一些配合的方法以缓解不适，希望您能配合。张奶奶，可以让我检查您的肛门部位的皮肤和黏膜情况吗？张奶奶，您的肛门部位的皮肤和黏膜情况良好。请您先休息一下，我去准备用物。）

4. 核对解释

推治疗车至病室，治疗车与床尾成45°角，核对病人床号、床尾卡→推治疗车与床旁桌成45°角，询问病人床号、姓名，核对手腕带。

（奶奶，您好，请您再次告知我您的姓名、床号，我核对一下您的手腕带。）

5. 安置体位

协助病人取左侧卧位，双腿屈膝，裤腿卷至膝部，臀部移至床沿，臀下垫治疗巾。

6. 连接、润滑肛管

测量灌肠液温度，将弯盘置于臀边，戴手套，用助洗器抽吸灌肠液，连接肛管，润滑肛管前段，排气，夹管。

7. 插管

左手垫纱布分开臀部，暴露肛门，嘱病人深呼吸，右手将肛管从肛门轻轻插入7～10cm。

（张奶奶，现在开始插管，请您放松，深呼吸，有任何不适请您立即告知我。）

8. 注入灌肠液

固定肛管，松开止血钳，缓缓注入溶液，注毕夹管，取下助洗器再吸取溶液，松夹管后再行灌注。如此反复直至灌肠溶液全部注入完毕。

9. 拔管

用血管钳夹闭肛管尾端或反折肛管尾端，用纱布包住肛管轻轻拔出，放入弯盘内。

10. 保留灌肠液

擦净肛门，脱手套，协助病人取舒适卧位。嘱其尽量保留溶液10～20分钟再排便。

11. 协助排便

对不能下床的病人，给予便盆，将卫生纸、呼叫器放于易取处。扶助能下床的病人上厕所排便。

（张奶奶，操作已经结束了，您感觉舒服些了吗？您尽量保留溶液10～20分钟再排便，我将呼叫铃放在您的床旁，有事请按中间按钮，需要我的话，我会过来协助您上厕所排便，谢谢您的配合。）

12. 整理床单位

协助病人取舒适卧位。再次核对病人床号、姓名。整理床单位，确认病人无需要后离开。

13. 操作后处理

推治疗车回处置室，收拾整理用物，医疗、生活垃圾分开放置，治疗车、治疗盘用消毒毛巾擦拭、待干、备用。洗手，记录灌肠时间和病人反应等。

三、评分标准

操作时间：10分钟

项目	分值	操作要求	评分细则
素质要求	6	1. 着装规范（服装鞋帽整洁）	2
		2. 指甲符合要求	2
		3. 洗手，戴口罩	2
操作前准备	14	1. 核对确认病人	4
		2. 备齐物品，放置合理	4
		3. 环境整洁、安静、安全，保护病人隐私	2
		4. 病人理解目的、愿意合作、有安全感、卧位正确	4
操作过程	60	1. 测量灌肠液温度	1
		2. 臀下垫治疗巾，弯盘置于臀边	2
		3. 检查肛管是否通畅	2
		4. 戴手套	2
		5. 用助洗器抽吸灌肠液	2
		6. 连接肛管	5
		7. 润滑肛管前端	4
		8. 排气	5
		9. 夹管	5
		10. 左手用纱布分开臀部，暴露肛门	4
		11. 嘱病人深呼吸，右手轻轻将肛管插入 7~10cm	4
		12. 固定肛管，松开血管钳	4
		13. 缓慢注入溶液，注毕夹管	4
		14. 取下助洗器再吸取溶液，松夹管后再行灌注	4
		15. 血管钳夹毕肛管尾端，用纱布包裹轻轻拔出	2
		16. 擦净肛门，脱手套	3
		17. 协助病人取舒适卧位	1
		18. 嘱其尽量保留溶液 10~20 分钟再排便	2
		19. 协助病人排便	2
		20. 内容通俗易懂、有针对性，沟通有效（前、中、后）	2
操作后	12	1. 护士操作熟练，能及时处理灌肠中异常情况	4
		2. 病人床单位整洁，病人身体暴露少，衣被无污染	4
		3. 用物处理恰当	2
		4. 洗手，脱口罩，记录	2

项目	分值	操作要求	评分细则
操作整体评价	8	整体操作流程熟练、语言表达准确	8
总分	100		

四、注意事项

1. 灌肠时插管深度为 7~10cm，压力宜低，灌肠液注入的速度不得过快。

2. 每次抽吸灌肠液时应反折肛管尾端，防止空气进入肠道，引起腹胀。

项目二十　口服给药技术操作流程及评分标准 ▷▷▷

一、目的

口服给药法是临床最常用的给药方法，具有方便、经济、安全的特点。药物口服后经胃肠黏膜吸收、利用，以达到防治和诊断疾病的作用。

二、操作分解流程

（一）案例

刘某，女，45 岁，支气管哮喘急性发作，气喘，心悸胸闷，咳嗽。医嘱：氨茶碱100mg，tid；止咳合剂— 10mL，po，tid。

任务：遵医嘱口服给药。

（二）评估

1. 评估环境

病室光线充足、安静、整洁。

2. 评估病人

①评估病人的病情、年龄、意识，是否有鼻饲管、口腔黏膜是否有溃烂、是否有吞咽困难、有无药物过敏等。②评估病人对服药的认识、心理反应及合作程度。

（女士，您好！请告诉我您的床号、姓名，请让我核对一下您的手腕带。刘女士，您好，我是您的责任护士小王，您入院时有气喘、心悸胸闷、咳嗽的情况，根据医嘱您需要服用一段时间的氨茶碱、普萘洛尔及止喘灵口服液。请问您对什么药物有过敏现象吗？吞咽东西时会感觉到困难吗？好，让我检查一下您的口腔黏膜情况，请您闭上眼睛张开嘴发"啊"音，您的口腔黏膜完整、无红肿、无溃烂。刘女士，请您稍等片刻，我去准备用物。）

（三）操作者准备

着装整洁，洗手，戴口罩。

（四）准备、检查物品

序号	物品名称	数量	检查内容
1	医用药盘	1	清洁、干燥
2	药物	1	药物无变质，药瓶标签清晰，在有效期内
3	一次性小药杯	1	清洁、干燥
4	服药本	1	清洁
5	小药卡	1	清洁
6	量杯	1	清洁、干燥，刻度清晰
7	药匙	1	清洁、干燥
8	滴管	1	清洁、干燥
9	研钵	1	清洁、干燥
10	湿纱布	1	清洁
11	一次性治疗布	1	包装完好，在有效期内
12	水壶（备温开水）	1	清洁、水温适宜
13	一次性饮水管	1	清洁

（五）操作流程

用物准备好了，现在开始操作吧！

1. 备药

（1）严格查对

核对服药卡和服药本，按床号顺序将小药卡插入药盘内，放好药杯。对照服药本上的床号、姓名、住院号、药名、剂量、浓度、时间进行配药。

（2）正确取药

①固体药：用药匙取。一手拿药瓶，标签朝向自己，另一手用药匙取出所需药量，放入药杯（粉剂、含化片用纸包好，放入药杯）。②水剂：用量杯取。应先摇匀药液，开瓶盖，内面朝上，一手持量杯，拇指置于所需刻度，并使药液水平与量杯刻度同高，保证剂量刻度与视线平，以保证剂量准确；另一手持药瓶，瓶签向掌心，倾倒药液至所需刻度，再倒入药杯内。倒毕，用湿纱布擦净瓶口，盖好瓶盖放回原处。更换药液品种时，应洗净量杯再用，同时服用几种药液者，应分别放置。③油剂、滴剂药量不足1mL：在药杯内倒入少量温开水，以滴计算的药液用滴管吸取，滴药时滴管稍倾斜，使药液量准确。1mL 按 15 滴计算。

2. 发药

（1）准备分发

携带服药本，准备温开水。

（2）核对解释

备齐药物携至床旁，核对床号、姓名、药名、剂量、浓度、时间，确认无误后再发药。协助病人取舒适体位，并给予用药指导。

（女士，您好！请再次告诉我您的床号和姓名，请让我核对一下您的手腕带。刘女士，您好，我是您的责任护士小王，现在由我来为您发口服药，我先扶您坐起来好吗?）

（3）协助服药

协助病人服药，视病人病情、年龄等灵活运用不同方法，确认服后方可离开，特别是麻醉药、催眠药、抗肿瘤药等更要仔细观察。

（刘女士，根据您的病情，现在需服用2种药，这种是氨茶碱，它的作用是平喘和减轻支气管黏膜充血、水肿，可以缓解您气喘的症状，我帮您倒杯温水，请您慢慢将药服下。第二种是止咳合剂，可以减轻您咳嗽的症状，我协助您服下。这种药服用后15~20分钟内不可饮水，以免冲淡药物，降低药效。好的，刘女士，您的口服药已经服用完，我扶您躺下好吗? 您这样舒适吗? 好的，呼叫器放在您的枕边，如果您有什么需要或不舒服的感觉，可以随时呼叫我。）

（4）消毒清理

服药后，收回药杯、药盘，先浸泡消毒，后冲洗清洁（盛油剂的药杯，先用纸擦净再做初步消毒），再消毒备用。一次性药杯集中消毒后销毁。

三、评分标准

操作时间：10分钟

项目	分值	操作要求	评分细则
素质要求	4	1. 着装规范（服装鞋帽整洁、不佩戴首饰）	2
		2. 指甲符合要求	2
操作前准备	18	1. 评估环境（整洁、安静、安全），操作台面清洁、干燥	2
		2. 护士洗手（六步洗手法），戴口罩	2
		3. 根据医嘱准备药物及用物	10
		4. 用物放置合理，符合要求	4
操作过程	52	1. 根据不同药物正确取药	10
		2. 根据医嘱摆放药物，核对无误	10
		3. 发药前再次核对医嘱无误后推至病人床旁	8
		4. 再次核对病人床号、姓名、手腕带	4
		5. 协助病人取舒适卧位	4
		6. 将发药盘及温开水端至病人床旁	6
		7. 协助病人服药，确认病人服药后离开	10

续表

项目	分值	操作要求	评分细则
操作后	18	1. 使用后整理物品	8
		2. 指导病人口服药的注意事项	8
		3. 洗手（六步洗手法），脱口罩	2
操作整体评价	8	严格执行查对制度，语言亲切、流畅、通俗	8
总分	100		

四、注意事项

1. 严格执行查对制度，一次不能取出两位病人的药物，确保病人用药安全。

2. 发药前应了解病人的有关情况，如病人不在或因故暂时不能服药，则不能分发药物，同时应做好交接班。

3. 发药时若病人提出疑问，护士应认真听取，重新核对，确认无误后耐心解释。

4. 观察病人服药后的治疗效果和不良反应，有异常情况及时与医生联系，酌情处理。

项目二十一 皮内注射技术操作流程及评分标准 ▷▷▷▷

一、目的

1. 进行各种药物过敏试验，以观察局部反应。
2. 预防接种。
3. 用于局部麻醉的先驱步骤。

二、操作分解流程

（一）案例

王某，女，18岁，因反复咳嗽3天入院，入院后完善相关检查，遵医嘱予青霉素抗感染治疗，需做青霉素皮试。

任务：遵医嘱予皮内注射。

（二）评估

病室光线充足、宽敞明亮、安静舒适、干净整洁。

（三）操作者准备

衣帽整洁，修剪指甲，洗手，戴口罩。

（四）准备、检查物品

序号	物品名称	数量	检查内容
1	无菌盘	1	清洁、干燥
2	治疗盘	1	清洁、干燥
3	75%乙醇	1	瓶身无裂缝，瓶口无松动，在有效期内
4	棉签	1	在有效期内，无漏气
5	治疗车	1	清洁、干燥（配生活垃圾桶、医疗垃圾桶）

序号	物品名称	数量	检查内容
6	速干手消毒剂	1	在有效期内
7	笔	1	功能完好
8	挂表	1	功能完好
9	治疗牌	1	清洁、干燥
10	锐器盒	1	符合标准
11	0.1%盐酸肾上腺素 1mL	1	瓶口无松动，瓶身无裂缝，对光无浑浊、无沉淀、无絮状物、无变色，在有效期内
12	1mL 注射器	1	在有效期内，无漏气
13	4 号半针头	1	在有效期内
14	一次性无菌治疗巾	1	清洁、干燥，包装无破损，在有效期内
15	治疗单	1	无
16	2mL 注射器	1	在有效期内，无漏气
17	砂轮	1	清洁、干燥
18	0.9%氯化钠注射液 100mL	1	瓶口无松动，瓶身无裂缝，对光无浑浊、无沉淀、无絮状物、无变色，在有效期内
19	80 万 U 青霉素	1	瓶口无松动，瓶身无裂缝，药粉无变色，在有效期内

（五）操作流程

用物准备好了，现在开始操作吧！

1. 核对医嘱

接到医嘱，核对医嘱，转抄治疗单，准确无误。

2. 评估环境

病室宽敞明亮、安静整洁。

3. 评估病人

（1）核对病人床号、姓名、手腕带。

（2）询问过敏史、用药史、家族史及解释皮内注射的目的，以取得病人的合作。

（3）评估病人意识状况、肢体活动能力、自理能力、心理状态、对药物的认知、合作程度。

（4）皮内注射部位皮肤（前臂掌侧下段中下 1/3 处皮肤完好、无破损、无炎症、无皮疹）。

（女士，您好，我是您的责任护士小吴，请问您的床号、姓名是什么？我核对一下您的手腕带。）

4. 准备用物

无菌治疗盘、1mL 注射器、75%乙醇、棉签、治疗车、速干手消毒剂、笔、挂表、治疗牌、锐器盒、0.1%盐酸肾上腺素 1mL、2mL 注射器、80 万 U 青霉素、砂轮、生活垃圾桶、医疗垃圾桶、一次性治疗巾（核对完毕，将药物抽吸好后铺盘）。

5. 核对解释

推治疗车至病室，治疗车与床尾成 45°角，核对病人床号、床尾卡。推治疗车与床旁桌成 45°角，询问病人床号、姓名，核对手腕带。

（女士，您好，请您再次告知我您的姓名、床号，我核对一下您的手腕带。）

再次解释目的，取得病人配合。

6. 安置体位

协助病人取舒适体位，暴露注射部位。

（王女士，为了便于注射，我帮您取一个舒适体位好吗？您觉得这个体位舒服吗？）

7. 消毒皮肤

选择前臂掌侧下段中下 1/3 处皮肤，用 75%乙醇消毒待干。

8. 注射前准备

再次核对，打开注射器针帽，排尽注射器内空气。

9. 注射过程

一手绷紧注射部位皮肤，另一手持注射器，针尖斜面向上，与皮肤成 5°角，刺入皮内，待针头斜面进入皮内后，左手拇指固定针栓，右手推注药液，注入药液 0.1mL，使局部形成一半球形皮丘，皮肤变白，毛孔变大。

10. 注射完毕

迅速拔出针头，勿按压针眼，嘱咐病人勿离开病室或治疗室。20 分钟后观察局部反应，做出判断。

11. 整理记录

协助病人取舒适体位，再次核对病人床号、姓名、手腕带，整理床单位，嘱病人休息片刻，清理用物（生活垃圾、医疗垃圾、锐器分类放置），手卫生，记录。

（女士，已做完皮试，这样卧位舒适吗？请在这里休息片刻，不要离开病室，20 分钟后我将观察皮试结果，我将呼叫铃放在您床旁，有事请按中间按钮，谢谢您的配合。）

12. 清理用物

推治疗车回处置室，收拾整理用物，医疗、生活垃圾分开放置，治疗车、治疗盘用消毒毛巾擦拭、待干、备用。洗手，记录（将过敏试验结果记录在病历上，阳性用红笔标记"+"，阴性用蓝笔标记"-"），记录注射时间和病人反应等。

三、评分标准

操作时间：6 分钟

项目	分值	操作要求	评分细则
素质要求	6	1. 服装鞋帽整洁	2
		2. 仪表大方，举止端庄	2
		3. 指甲符合要求	2
操作前准备	35	1. 病室光线充足、宽敞明亮、安静舒适、干净整洁	3
		2. 核对病人身份信息，准确无误	3
		3. 给病人解释目的，让病人理解目的	5
		4. 取得病人合作，使病人有安全感	3
		5. 病人体位舒适	3
		6. 选择合适皮内注射部位（前臂掌侧下段中下 1/3 处）	5
		7. 评估前臂掌侧下段中下 1/3 处的皮肤完好、无破损、无红肿、无炎症、无皮疹、无破溃	5
		8. 洗手，戴口罩	3
		9. 正确评估用物，铺无菌盘，准确抽吸药液，备齐物品，放置合理	5
操作过程	31	1. 皮肤用 75% 乙醇消毒待干（备注：一次性消毒皮肤，不能来回消毒皮肤）	3
		2. 排尽注射器内空气	3
		3. 左手绷紧前臂掌侧下段的皮肤，右手持注射器，针尖斜面向上，与皮肤成 5° 角进针	4
		4. 待针尖斜面完全进入皮内后，放平注射器。左手拇指固定针栓，右手推入药液 0.1mL，使局部形成一皮丘，迅速拔出针头，勿按压针眼处	5
		5. 分离针头	2
		6. 针头弃入锐器盒。空针弃入医疗垃圾桶	3
		7. 观察病人注射过程有无不适	3
		8. 记录时间	2
		9. 交代注意事项，嘱咐病人 20 分钟内勿离开病室	3
		10. 内容通俗易懂、有针对性，沟通有效（前、中、后）	3
操作后	20	1. 协助病人取舒适体位	3
		2. 再次核对病人床号、姓名、手腕带	3
		3. 用物处理恰当，手卫生	2
		4. 整理床单位，嘱病人休息片刻，清理用物（生活垃圾、医疗垃圾、锐器分类放置）	3
		5. 洗手，脱口罩，记录注射时间和观察病人反应等	3

续表

项目	分值	操作要求	评分细则
操作后	20	6. 注重人文关怀	3
		7. 15~20 分钟后观察结果	3
操作整体评价	8	整体操作流程熟练、语言表达准确、无菌观念强	8
总分	100		

四、注意事项

1. 严格执行查对制度和无菌技术操作原则。

2. 做药物过敏试验前，护士应详细询问病人的用药史、过敏史及家族史。

3. 做药物过敏试验时消毒皮肤忌用碘酊、碘伏，以免着色影响局部反应的观察。

4. 进针角度以针尖斜面能全部进入皮内为宜，进针角度不能大于 5°。

5. 为病人做药物过敏试验前，要备好急救药品。

6. 药物过敏试验结果如为阳性反应，要告知病人或家属，不能再用该种药物，并记录在病历上。

7. 如对结果有疑问，应在另一侧前臂掌侧下段中下 1/3 处注入 0.1mL0.9%氯化钠注射液做对照试验。

项目二十二 皮下注射技术操作流程及评分标准 ▷▷▷▷

一、目的

1. 用于不宜口服，且需在一定时间内发挥药效的药物。

2. 预防接种。

3. 局部供药。

二、操作分解流程

(一) 案例

李某，女，18岁，因急性盆腔炎入院，入院后完善相关检查，遵医嘱予青霉素抗感染治疗，做青霉素皮试10分钟后，全身出现散在皮丘伴瘙痒。遵医嘱予0.1%盐酸肾上腺素1mL皮下注射（H），st。

任务：遵医嘱予皮下注射。

(二) 评估

病室光线充足、安静、整洁、无异味。根据需要使用床帘或屏风遮挡病人。

(三) 操作者准备

着装整洁，洗手，戴口罩。

(四) 准备、检查物品

序号	物品名称	数量	检查内容
1	无菌盘	1	清洁、干燥
2	注射盘	1	清洁、干燥
3	安尔碘	1	瓶身无裂缝，瓶口无松动，在有效期内
4	污物弯盘	1	清洁、干燥

序号	物品名称	数量	检查内容
5	棉签	1	在有效期内，无漏气
6	治疗车	1	清洁、干燥（配生活垃圾桶、医疗垃圾桶）
7	速干手消毒剂	1	在有效期内
8	笔	1	功能完好
9	挂表	1	功能完好
10	治疗牌	1	清洁、干燥
11	锐器盒	1	符合标准
12	0.1%盐酸肾上腺素 1mL	1	瓶口无松动，瓶身无裂缝，对光无浑浊、无沉淀、无絮状物、无变色，在有效期内
13	2mL 注射器	1	在有效期内，无漏气
14	无菌纱布罐	1	清洁、干燥，指示条变色，在有效期内
15	无菌持物钳	1	清洁、干燥，指示条变色，在有效期内
16	治疗巾	1	清洁、干燥
17	砂轮	1	清洁、干燥

（五）操作流程

用物准备好了，现在开始操作吧！

1. 核对医嘱

接到医嘱，核对医嘱，准确无误。

2. 评估环境

病室光线充足、安静、整洁、无异味。

3. 评估病人

（1）核对病人床号、姓名、手腕带。

（2）询问过敏史、用药史及解释皮下注射的目的，以取得病人的合作。

（3）评估病人意识状况、肢体活动能力、自理能力、心理状态、对药物的认知、合作程度。

（4）评估皮下注射部位皮肤（①上臂三角肌下缘；②上臂外侧；③后背；④两侧腹壁；⑤大腿外侧及前侧。根据病人情况而定，常用的是上臂三角肌下缘），皮肤完好、无破损、无瘢痕、无硬结、无炎症。

（女士，您好，我是您的责任护士小龙，请告知一下您的床号、姓名，我核对一下您的手腕带。李女士，您好，由于您对青霉素过敏，故遵医嘱要给您皮下注射 0.1%盐酸肾上腺素 1mL，注射的过程会有些疼痛，请您配合一下我好吗？需要我协助您上卫生间吗？）

4. 准备用物

洗手，戴口罩，检查无菌盘、注射盘、安尔碘、污物弯盘、棉签、治疗车、速干手消毒剂、笔、挂表、治疗牌、锐器盒、0.1%盐酸肾上腺素1mL、一次性2mL注射器、无菌纱布罐（纱布罐内存放无菌纱布数块）、无菌持物钳、砂轮、生活垃圾桶、医疗垃圾桶、治疗巾（核对完毕，将药物抽吸好后铺盘），必要时准备屏风。

5. 核对解释

推治疗车至病室，治疗车与床尾成45°角，核对病人床号、床尾卡。推治疗车与床旁桌成45°角，询问病人床号、姓名，核对手腕带。

（女士，您好，请再次告知我您的姓名、床号，我核对一下您的手腕带。）

再次解释目的，取得病人配合。

6. 安置体位

协助病人取舒适体位，暴露注射部位。

（李女士，为了便于注射，我帮您取一个舒适体位好吗？您觉得这个体位舒服吗？）

7. 消毒皮肤

选择上臂三角肌下缘，用安尔碘常规消毒皮肤两次，待干。

8. 注射前准备

再次核对，打开注射器针帽，排尽注射器内空气。

9. 注射过程

一手绷紧注射部位皮肤，另一手持注射器，针尖斜面向上，与皮肤成30°~40°角，快速刺入皮下，深度为针梗的1/2~2/3，松开绷紧皮肤的手，回抽活塞，见无回血后缓慢推注药液。

10. 注射完毕

用无菌棉签轻压针刺处，迅速拔出针头后按压片刻，无出血为止。

11. 整理记录

协助病人取舒适体位，再次核对病人床号、姓名、手腕带，整理床单位，嘱病人休息片刻，清理用物（生活垃圾、医疗垃圾、锐器分类放置），手卫生，记录。

（李女士，注射已结束，这样卧位舒适吗？请在这里休息片刻，我将呼叫铃放在您床旁，有事请按中间按钮，我也会随时过来巡视的，谢谢您的配合。）

12. 清理用物

推治疗车回处置室，收拾整理用物，医疗、生活垃圾分开放置，治疗车、治疗盘用消毒毛巾擦拭、待干、备用。洗手，记录注射时间和病人反应等。

三、评分标准

操作时间：6分钟

项目	分值	操作要求	评分细则
素质要求	6	1. 服装鞋帽整洁	2
		2. 仪表大方，举止端庄	2
		3. 指甲符合要求	2
操作前准备	30	1. 环境整洁、安静、安全	2
		2. 核对病人身份信息，准确无误	3
		3. 给病人解释目的，让病人理解目的	3
		4. 取得病人合作，使病人有安全感	3
		5. 病人体位舒适、注意保暖、遮挡隐私	3
		6. 选择皮下注射部位（①上臂三角肌下缘；②上臂外侧；③后背；④两侧腹壁；⑤大腿外侧及前侧）	5
		7. 评估常用的卜臂三角肌下缘的皮肤，完好、无破损、无瘢痕、无硬结、无炎症	5
		8. 洗手，戴口罩	2
		9. 用物准备时间3分钟，正确评估用物，准确抽吸药液，备齐物品，放置合理	4
操作过程	42	1. 再次核对，消毒皮肤，待干，准备无菌棉签	3
		2. 排尽注射器内空气	3
		3. 一手绷紧注射部位皮肤，另一手持注射器，针尖斜面向上，与皮肤成30°~40°角	5
		4. 快速刺入皮下	5
		5. 深度为针梗的1/2~2/3	5
		6. 固定针头，抽回血，缓慢推注药液	5
		7. 密切观察病人反应，并询问病人感受	3
		8. 注射完毕，用无菌棉签轻压针刺处，迅速拔出针头	5
		9. 按压片刻，无出血为止	2
		10. 再次核对并签字，交代注意事项	3
		11. 内容通俗易懂、有针对性，沟通有效（前、中、后）	3
操作后	14	1. 协助病人取舒适体位	3
		2. 再次核对病人床号、姓名、手腕带	3
		3. 用物处理恰当，手卫生	2
		4. 整理床单位，嘱病人休息片刻，清理用物（生活垃圾、医疗垃圾、锐器分类放置）	3
		5. 洗手，脱口罩，记录注射时间和观察病人反应等	3

项目	分值	操作要求	评分细则
操作整体评价	8	整体操作流程熟练、语言表达准确、严格无菌操作、严格查对制度	8
总分	100		

四、注意事项

1. 严格执行查对制度和无菌技术操作原则。

2. 药液不足 1mL 时应选择 1mL 注射器，保证剂量准确，避免浪费。

3. 刺激性强或剂量较大的药物不宜做皮下注射。

4. 注射时进针角度不宜超过 45°，对消瘦者适当减少穿刺角度，可捏起局部皮肤。

5. 选择合适的注射器及注射部位，长期皮下注射者，应有计划地变更注射部位，以促进药物充分吸收。

项目二十三 肌内注射技术操作流程及评分标准 ▷▷▷▷

一、目的

1. 用于不宜或不能口服或静脉注射的药物，且要求比皮下注射更快发生疗效时采用。
2. 用于注入刺激性较强或药量较多而不宜皮下注射的药物治疗。

二、操作分解流程

（一）案例

梁某，女，38 岁，有胆结石病史，2 天前因食用肥肉后突然出现右上腹疼痛，向腰背放射，发热，恶心，呕吐，现来门诊就诊。查体：体温 37.8℃，腹胀，无腹泻，无黄疸，无尿频、尿急、尿痛等。主诉胃部胀满不适，恶心呕吐。医嘱予胃复安（甲氧氯普胺）10mg 肌内注射。

任务：遵医嘱予肌内注射。

（二）评估

1. 评估环境

病室光线充足、安静、整洁。根据需要遮挡病人。

2. 评估病人

评估病人注射部位皮肤情况，注射部位皮肤完好、无破损、无瘢痕。

（三）操作者准备

着装整洁，洗手，戴口罩。

（四）准备、检查物品

序号	物品名称	数量	检查内容
1	注射卡	1	核对病人床号、姓名、药物名称、浓度、剂量、给药方法

序号	物品名称	数量	检查内容
2	基础治疗盘	1	清洁干净，盘内放置装有无菌持物钳的无菌容器、无菌纱布罐、2~5mL 一次性注射器，一次性 6~7 号针头、药液（按医嘱准备）、砂轮、弯盘
3	注射盘	1	清洁干净，盘内放置无菌治疗巾、安尔碘皮肤消毒液、无菌棉签
4	5mL 注射器	1	包装完好无破损，挤压无漏气，在有效期内
5	6 号针头	1	包装完好无破损，在有效期内
6	棉签	1	在有效期内，无漏气
7	安尔碘	1	在有效期内
8	药液	1	药物名称，批号，剂量，瓶身无裂痕，在有效期内，对光检查药物无变色、无混浊、无沉淀、无絮状物
9	弯盘	1	清洁、干燥
10	砂轮	1	已消毒
11	无菌持物容器	1	含无菌持物钳、在有效期内、化学指示胶带已变色
12	无菌纱布	1	在有效期内
13	一次性无菌治疗巾	1	在有效期内
14	速干手消毒剂	1	在有效期内
15	笔	1	功能完好
16	挂表	1	功能完好
17	利器盒	1	清洁、干燥
18	生活垃圾桶	1	清洁、干燥
19	医疗垃圾桶	1	清洁、干燥

（五）操作流程

用物准备好了，现在开始操作吧！

1. 核对病人信息

接到医嘱，核对医嘱准确无误，携病历至病室。

2. 评估病人

核对病人床号和姓名，解释肌内注射的目的，以取得病人的合作。

[女士，您好，我是您的责任护士小王，请告诉我您的床号、姓名，我核对一下您的手腕带。梁女士，您好，因为您胃部胀满，恶心呕吐，为了缓解您的不适，需要从您的臀部注射胃复安10mg，注射的时候有点疼痛，请您配合一下好吗？请问您以前有肌内注射的经历吗？我为您检查一下您的臀部皮肤情况（皮肤完好，无瘢痕，无硬结）。您先休息一下，我去准备用物。]

3. 药物抽吸

正确抽吸药物，再次核对后放入注射盘内备用。

4. 用物准备

治疗车上层：注射盘（安尔碘、无菌棉签、治疗巾、抽吸好的药物）、速干手消毒剂。治疗车下层：利器盒、生活垃圾桶、医疗垃圾桶。

5. 核对解释

推治疗车至病室，治疗车与床尾成45°角，核对病人床号、床尾卡，询问病人床号、姓名，核对手腕带。

（女士，您好，用物已准备好，现在可以开始了，请您再次告知我您的床号、姓名，我核对一下您的手腕带。操作时请您配合一下我好吗？）

6. 安置体位

肌内注射时，为使臀部肌肉放松，减轻痛苦与不舒适感，可采用以下体位：

（1）侧卧位

上腿伸直，下腿稍弯曲，使臀部肌肉放松。

（2）俯卧位

足尖相对，足跟分开，头偏向一侧。

（3）仰卧位

危重病人及不能自行翻身的病人采用臀中肌、臀小肌注射。嘱病人自然平躺，肌肉放松。

（4）坐位

常用于门诊病人。

7. 肌内注射的部位

常用的部位为臀大肌，其次为臀中肌、臀小肌、股外侧肌及上臂三角肌。

（1）臀大肌注射定位法

①十字法：从臀裂顶点向左侧或向右侧画一水平线，从髂嵴最高点画一垂线，将一侧臀部划分为四个象限，其外上象限（避开内角）为注射区。

②连线法：从髂前上棘至尾骨画一连线，其外上1/3处为注射部位。

（2）臀中肌、臀小肌注射定位法

该处神经、血管分布较少，且脂肪组织较薄，临床使用广泛，定位方法有以下两种：

①示指中指法：以示指尖和中指尖分别置于髂前上棘和髂嵴下缘处，在髂嵴、示指、中指之间构成一个三角形区域，其示指和中指构成的内角即为注射区域。

②三横指法：髂前上棘外侧三横指处为注射区域（以病人的手指宽度为准）。

（3）股外侧肌注射定位法

大腿中段外侧，成人一般可取髋关节下 10cm 至膝关节上 10cm，约 7.5cm 宽的范围。此处大血管、神经干很少通过，注射部位较广，适合多次注射。

（4）上臂三角肌注射定位法

上臂外侧，肩峰下 2~3 横指处。该部位肌层相对较薄，只可做小剂量注射。

8. 注射药物

（1）正确选择注射部位，常规安尔碘消毒注射部位皮肤，待干。

（2）再次核对药物并排尽空气，左手拇指和示指分开绷紧皮肤，右手以执笔式持注射器（中指固定针栓，针头与皮肤成 90°角）。

（梁女士，会有一点疼痛，请您放轻松。）

（3）用前臂带动腕力，迅速将针梗 2/3 刺入肌肉内，松开绷紧皮肤的左手抽动活塞。

（4）如无回血，右手固定针栓，缓慢推注药液。

9. 结束拔针

注射完毕后，用无菌干棉签按压针刺处，迅速拔针，取下针头弃入利器盒，空针销毁弃入医疗垃圾桶，手卫生。

（梁女士，操作已经结束，您感觉怎么样？请您不要离开病房，如有不适立即告知医护人员。）

10. 用物整理

帮助病人取舒适体位，整理床单位，手卫生，再次核对，记录注射时间。

三、评分标准

操作时间：6 分钟

项目	分值	操作要求	评分细则
素质要求	2	1. 着装规范（服装鞋帽整洁、不佩戴首饰）	1
		2. 指甲符合要求	1
操作前准备	12	1. 评估环境（整洁、安静、安全）	2
		2. 了解病人病情、合作程度及注射部位皮肤状况	3
		3. 向病人讲解指导方法、目的、注意事项、药物作用和配合	3
		4. 护士洗手（六步洗手法），戴口罩	2
		5. 准备用物（根据操作需要准备），放置合理，符合操作要求	2
操作过程	70	1. 抽吸药物	
		（1）核对、检查药物及灭菌物品	6
		（2）安瓿、药瓶使用正确（锯、消毒、打开方法）	5
		（3）取注射器时方法正确，针头无污染	3
		（4）抽吸药液的方法正确，无污染，剂量准确	7

续表

项目	分值	操作要求	评分细则
操作过程	70	（5）无菌注射盘的使用方法正确，无污染	5
		2. 注射药物	
		（1）注射前向病人解释并再次核对	5
		（2）卧位正确、注意保暖	3
		（3）正确选择注射部位，定位准确	5
		（4）消毒皮肤范围、方法正确	4
		（5）排气手法正确，药液无污染、无浪费	6
		（6）进针稳、准，角度、深度适宜	8
		（7）注药前抽回血，注药速度适宜	4
		（8）关心病人，密切观察并询问病人反应	3
		（9）拔针方法、按压方法正确	3
		（10）针头处理方法正确、空针销毁弃入医疗垃圾桶	3
操作后	8	1. 再次核对	2
		2. 协助病人取舒适体位	2
		3. 整理治疗车，正确处理使用过的物品	2
		4. 洗手（六步洗手法），脱口罩，记录	2
操作整体评价	8	整体操作流程熟练、语言表达准确、严格查对制度、无菌观念强	8
总分	100		

四、注意事项

1. 严格执行查对制度和无菌技术操作原则。

2. 由于臀大肌的解剖部位毗邻于坐骨神经，故注射时应准确定位，避免损伤坐骨神经。对 2 岁以下婴幼儿一般常选择臀中肌、臀小肌注射，因臀大肌尚未发育完善，注射时有损伤坐骨神经的危险。

3. 注射时切勿将针梗全部刺入，以防针梗从衔接处折断。若针头折断，保持局部与肢体不动以防针头移位，使用血管钳将断端取出。

4. 需长期注射的病人，应交替更换注射部位，避免或减少硬结的发生。如长期注射出现硬结时，可采取热敷、理疗等方法处理。

5. 同时注射多种药液时，应先注射刺激性较弱的药物，后注射刺激性较强的药物，并注意药物的配伍禁忌。

项目二十四 静脉输液技术操作流程及评分标准 ▷▷▷▷

一、目的

1. 补充水分及电解质，维持酸碱平衡。
2. 补充营养，供给热能，促进组织修复。
3. 补充血容量，改善微循环，维持血压及微循环灌注量。
4. 输入药物，治疗疾病。

二、操作分解流程

（一）案例

李某，女，55 岁，诊断为宫颈癌。体温 36.5℃，病人于 2019 年 9 月 15 日入院，入院后予完善相关检查，脉搏 90 次/分，呼吸 20 次/分，血压 96/60mmHg。实验室检查：血红蛋白 68g/L。医嘱：羟乙基淀粉 40 氯化钠注射液（706）500mL，静脉滴注。

任务：今日为病人入院第 1 天，现遵医嘱予静脉输液。

（二）评估

1. 核对医嘱

接到医嘱，核对医嘱准确无误（双人核对）。

2. 评估环境

病室光线充足、安静、安全、整洁。

3. 评估病人

携带病历，治疗车推至病床前，核对病人床号和姓名，解释静脉输液的目的和过程，以取得病人的合作。评估病人的年龄、性别、病情、意识状态、心理状态、自理能力、合作程度及有无药物过敏史。评估皮肤情况、静脉能见度、静脉壁的弹性、静脉直径和长短、有无静脉瓣及穿刺的难易程度。输液器的评估及选择。

（女士，您好，我是您的责任护士小李，请问您的床号、姓名是什么？我核对一下您的手腕带。您好，因为您的病情需要现在将为您静脉输液，请您配合我，请问您以前有过输液的经历吗？请问您想在哪一侧输液呢？好的，我看一下好吗？我为您检查一下您的血管情况，血管粗、直、弹性良好、避开关节部位，我选择您的左上肢血管进行穿刺。需要协助您上厕所吗？那请您休息一下，我去准备用物。）

（三）操作者准备

着装整洁，修剪指甲，洗手，戴口罩。

（四）准备、检查物品

序号	物品名称	数量	检查内容
1	注射盘	1	清洁、干燥
2	止血带	1	无菌、弹性良好
3	治疗巾	1	清洁
4	小垫枕	1	清洁、干燥
5	输液贴	1	清洁、干燥
6	输液记录卡	1	整洁、字迹清晰
7	输液器	1	在有效期内，包装无漏气，型号
8	输液架	1	性能良好
9	碘伏	1	在有效期内
10	棉签	1	在有效期内，包装完好
11	弯盘	1	清洁、干燥
12	砂轮	1	清洁、干燥
13	药液	1	检查药液的名称、浓度、剂量和有效期，溶液瓶盖无松动、瓶身无裂痕，或塑料瓶（袋）无渗液，溶液无变色、浑浊、沉淀或絮状物
14	治疗车	1	清洁、干燥（配生活垃圾桶、医疗垃圾桶）
15	速干手消毒剂	1	在有效期内
16	记录卡	3	清洁
17	笔	1	功能完好
18	挂表	1	功能完好
19	剪刀	1	功能完好

（五）操作流程

用物准备好了，现在开始操作吧！

1. 核对检查

核对输液单与医嘱；检查药液的名称、浓度、剂量和有效期，溶液瓶盖无松动、瓶身无裂痕，或塑料瓶（袋）无渗液，溶液无变色、浑浊、沉淀或絮状物；根据医嘱填写输液标签，倒贴于输液瓶贴（袋）上（勿将瓶签覆盖）。

2. 配置药液

塑料瓶装溶液，拉开瓶塞保护盖，常规消毒塑料袋开口处；玻璃瓶装溶液，套上瓶套，启开瓶盖的中心部分，常规消毒瓶塞。遵医嘱加入药液，根据病情需要有计划地安排输液顺序。

3. 备输液器

检查输液器包装、有效期与质量，关闭调节器，打开输液包装，将输液管和通气管针头插入瓶塞至针头根部。再次核对。

4. 核对解释

推治疗车至病室，治疗车与床尾成45°角，再次核对病人床号、床尾卡→推治疗车与床旁桌成45°角，询问病人床号、姓名，核对手腕带。

（女士，您好，请您再次告知我您的床号、姓名，我核对一下您的手腕带。）

5. 安置体位

协助病人取舒适体位。

（李女士，请问这个体位可以吗?）

6. 洗手

手卫生。

7. 初次排气

核对医嘱，将输液瓶倒挂于输液架上，一手持头皮针和调节器，一手倒置茂菲氏滴管，打开调节器，使液体流入滴管内，当达到1/2~2/3满时，迅速倒转茂菲氏滴管，使液体缓慢下降，当液体流入头皮针管内即可关闭调节器，检查管内无气泡，将输液管挂于输液架上妥善放置。

8. 选择静脉

帮助病人取舒适体位，手腕部放小垫枕，铺治疗巾及扎止血带。扎上止血带，选血管（血管粗、直、弹性好，避开静脉瓣），松开止血带。

9. 消毒皮肤

常规消毒皮肤，待干。准备输液贴贴于治疗盘上。在穿刺点上方6cm处再次扎止血带，消毒皮肤。

10. 查对排气

再次核对病人床号、姓名、药液（核对药液名称、浓度、剂量、时间、给药方法），打开调节器，二次排气，检查管内无气泡，取下针帽弃入医疗垃圾桶。

11. 穿刺固定

嘱病人握拳，左手固定静脉，右手持针柄，针尖斜面向上，与皮肤成15°~30°角。

（李女士，我将为您进行穿刺，请您放松，穿刺过程中会有些疼痛，请您配合一下，我会尽量动作轻柔。）

从静脉上方或侧上方刺入皮下，再沿静脉方向潜行刺入，见回血后再沿血管方向进针少许。一手大拇指固定针柄，一手松开止血带，嘱病人松拳，打开调节器，待药液滴入流畅后用输液敷贴分别固定针柄、针梗和头皮针下段输液管。

12. 调节滴数

根据病人的年龄、病情及药物的性质调节滴速，或遵医嘱调节滴数。

13. 整理记录

取出小垫枕、止血带、治疗巾；整理床单位，协助病人取舒适卧位。

（李女士，现在穿刺已经完成，根据您的年龄、病情及药液性质，药液的滴速已经为您调节好了，请您在输液过程中不要随意调节滴速，以免引起不适。输液过程中请注意保护穿刺部位，避免针头滑出血管外，要重新穿刺。输液过程中如果您有任何的不适，请您及时按呼叫铃，我也会随时过来巡视的，谢谢您的配合，我再次核对一下您的手腕带。）

14. 洗手

手卫生。

15. 核对输液卡

核对病人的床号、姓名、药液，在输液卡上护士签字，记录，并将输液卡挂于输液架上。

16. 收拾整理用物

整理用物，手卫生，医疗、生活垃圾分类放置，由医院感染管理科统一回收处理。

17. 巡视观察

输液过程中加强巡视，密切观察病人有无输液反应、穿刺部位有无肿胀，及时处理输液故障。

18. 更换液体

继续输液者必须及时更换药液。

19. 按压拔针

核对病人信息，输液完毕轻轻揭去针柄与头皮针管处输液贴，关闭调节器，轻压穿刺点上方，迅速拔针，沿着血管走向纵向按压，至不出血为止。

（李女士，您好，现在药液已经全部输注完毕了，遵医嘱为您拔针，谢谢您的配合，祝您早日康复。）

20. 整理记录

协助病人取舒适卧位，将呼叫器放于易取处。整理床单位。收拾整理用物（医疗、生活垃圾分类放置，由医院感染管理科统一回收处理，用消毒毛巾擦拭治疗车、治疗盘，治疗盘反扣晾干备用）→洗手→脱口罩。

三、评分标准

操作时间：15 分钟

项目	分值	操作要求	评分细则
素质要求	4	1. 着装规范（服装鞋帽整洁、不佩戴首饰）	2
		2. 指甲符合要求	2

项目	分值	操作要求	评分细则
操作前 准备	7	1. 环境安静、整洁、舒适、安全	2
		2. 评估病人年龄、病情、意识及心肺功能	2
		3. 评估病人的心理状态、对输液的认识及配合程度	1
		4. 评估穿刺部位皮肤、血管状况及肢体活动度	2
操作过程	75	1. 核查输液单与医嘱	2
		2. 核对药液标签	2
		3. 检查药液质量	2
		4. 检查用物有效期	2
		5. 填写输液标签，倒贴瓶贴	2
		6. 常规消毒瓶塞	2
		7. 将输液器针头插入瓶塞	2
		8. 携用物至床旁，认真核对并做好解释	4
		9. 关闭调节器，旋紧头皮针连接处	1
		10. 将输液瓶挂于输液架上	1
		11. 排气（首次排气不滴出药液）	2
		12. 检查有无气泡	1
		13. 协助病人取舒适体位	2
		14. 手腕处放小垫枕与治疗巾	2
		15. 选择静脉，扎止血带（在穿刺点上方 6~10cm 处）	3
		16. 消毒皮肤（直径大于 5cm；消毒 2 次）	3
		17. 再次核对	2
		18. 再次排气至有少量药液滴出	2
		19. 检查有无气泡，取下针帽	2
		20. 固定血管，进针	2
		21. 见回血后将针头沿血管方向再进少许	2
		22. 穿刺成功后，嘱病人"三松"	4
		23. 待液体滴入流畅后用输液贴固定	3
		24. 根据病人年龄、病情和药物性质调节滴速（至少 15 秒），报告滴数	3
		25. 操作后核对病人，告知注意事项	2
		26. 协助病人取舒适体位，放呼叫器于易取处	2

续表

项目	分值	操作要求	评分细则
操作过程	75	27. 整理床单位, 清理用物, 分类放置	3
		28. 洗手	2
		29. 记录输液执行记录卡, 15~30 分钟巡视病房	3
		30. 核对解释	2
		31. 揭去输液贴, 轻压穿刺点上方, 关闭调节器, 迅速拔针	4
		32. 嘱病人按压至不出血, 告知注意事项	2
		33. 协助病人取舒适体位, 询问需要	2
操作后	6	1. 清理治疗用物, 分类放置	2
		2. 洗手, 脱口罩	2
		3. 记录输液结束时间及病人反应	2
操作整体评价	8	整体操作流程熟练、语言表达准确、严格执行查对制度和无菌技术操作原则	8
总分	100		

四、注意事项

1. 严格执行无菌技术操作原则和查对制度, 预防感染及差错事故发生。

2. 根据病情合理安排输液顺序, 如需加入药物, 应注意药物配伍禁忌。

3. 需要长期输液的病人, 应保护和护理使用静脉, 一般从远心端小静脉开始穿刺。

4. 为防止空气栓塞的发生, 输液前应排尽输液管及针头内的空气, 药液滴尽前要及时更换输液或拔针。

5. 输液过程中应加强巡视, 认真听取病人的主诉, 严密观察输液管有无扭曲、受压及输液滴速是否适宜, 输液部位的皮肤有无肿胀, 针头有无脱出、阻塞、移位, 并及时处理输液故障。

6. 持续输液 24 小时以上者, 需每天更换输液器。

7. 采用留置针输液时, 每次输液完毕后, 均应注入一定量的封管液以防止发生血液凝固。严格掌握留置时间, 一般留置 3~5 天, 最长不超过 7 天。如出现静脉炎、液体渗漏和皮下血肿等情况应及时拔针。

项目二十五 静脉留置针输液技术操作流程及评分标准 ▷▷▷▷

一、目的

静脉留置针输液法是用留置针代替传统头皮针穿刺浅静脉血管，并将留置针软管保留在病人血管内进行输液的护理技术，可保护病人静脉，减少因反复穿刺造成痛苦和血管损伤，保持静脉通畅，有利于抢救和治疗，适用于需长期输液、静脉穿刺困难的病人。

二、操作分解流程

（一）案例

王某，女，45 岁，诊断为慢性十二指肠溃疡。病人于 2019 年 9 月 15 日入院，入院后予完善相关检查，病人目前神志清，生命体征平稳，心肺功能正常。现遵医嘱予0.9%氯化钠 250mL，ivgtt，bid。

任务：今日为病人入院第 1 天，现遵医嘱予静脉输液。

（二）评估

1. 核对医嘱

接到医嘱，核对医嘱准确无误（双人核对）。

2. 评估环境

病室光线充足、安静、安全、整洁。

3. 评估病人

携带病历，治疗车推至病床前，核对病人床号和姓名，解释静脉留置针输液的目的和过程，以取得病人的合作。评估病人的年龄、性别、病情、意识状态、心理状态、自理能力、合作程度及有无药物过敏史。评估皮肤情况、静脉能见度、静脉壁的弹性、静脉直径和长短、有无静脉瓣及穿刺的难易程度。输液器及留置针的评估及选择。

（女士，您好，我是您的责任护士小李，请问您的床号、姓名是什么？我核对一下您的手腕带。您好，因为您的病情需要现在将为您静脉输液，为了保护您的血管，将为您留置留置针，请您配合我，请问您以前有过留置针输液的经历吗？我为您检查一下您的穿刺处血管情况，穿刺血管粗、直、弹性良好、避开关节部位，我选择您的左上肢血管进行穿刺。需要协助您上厕所吗？那请您休息一下，我去准备用物。）

（三）操作者准备

着装整洁，修剪指甲，洗手，戴口罩。

（四）准备、检查物品

序号	物品名称	数量	检查内容
1	注射盘	1	清洁、干燥
2	止血带	1	无菌、弹性良好
3	治疗巾	1	清洁
4	小垫枕	1	清洁、干燥
5	留置针敷贴	1	清洁、干燥
6	留置针	2	在有效期内，包装无漏气，型号合适
7	正压接头	1	在有效期内，包装无漏气
8	3M胶布	1	清洁、干燥，功能良好，在有效期内
9	手套	1	在有效期内，包装无漏气，型号合适
10	输液记录卡	1	整洁、字迹清晰
11	输液器	1	在有效期内，包装无漏气，型号
12	输液架	1	性能良好
13	安尔碘	1	在有效期内
14	棉签	1	在有效期内，未被污染
15	弯盘	1	清洁、干燥
16	砂轮	1	清洁、干燥
17	药液	1	检查药液的名称、浓度、剂量和有效期，溶液瓶盖无松动、瓶身无裂痕，或塑料瓶（袋）无渗液，溶液无变色、浑浊、沉淀或絮状物
18	治疗车	1	清洁、干燥（配生活垃圾桶、医疗垃圾桶）
19	速干手消毒剂	1	在有效期内
20	笔	1	功能完好
21	挂表	1	功能完好
22	剪刀	1	功能完好

（五）操作流程

用物准备好了，现在开始操作吧！

1. 核对检查

核对输液单与医嘱；检查药液的名称、浓度、剂量和有效期，溶液瓶盖无松动、瓶身无裂痕，或塑料瓶（袋）无渗液，溶液无变色、浑浊、沉淀或絮状物；根据医嘱填写输液标签，倒贴于输液瓶贴（袋）上（勿将瓶签覆盖）。

2. 配置药液

塑料瓶装溶液，拉开瓶塞保护盖，常规消毒塑料袋开口处；玻璃瓶装溶液，套上瓶套，启开瓶盖的中心部分，常规消毒瓶塞。遵医嘱加入药液，根据病情需要有计划地安排输液顺序。

3. 备输液器

检查输液器包装、有效期，关闭调节器，打开输液包装，将输液管和通气管针头插入瓶塞至针头根部，打开正压接头包装，插输液器于液体瓶中。

4. 核对解释

推治疗车至病室，治疗车与床尾成45°角，再次核对病人床号、床尾卡→推治疗车与床旁桌成45°角，询问病人床号、姓名，核对手腕带。

（女士，您好，请您再次告知我您的姓名、床号，我核对一下您的手腕带。）

5. 安置体位

协助病人取舒适体位。

（王女士，请问这个体位可以吗?）

6. 洗手

手卫生。

7. 初次排气

核对医嘱，挂输液瓶于输液架上，排气，将正压接头连接于输液器上。

8. 选择静脉

帮助病人取舒适体位，手腕部放小垫枕，铺治疗巾及扎止血带。扎上止血带，选血管（血管粗、直、弹性好，避开静脉瓣），松开止血带。

9. 消毒皮肤

第一次消毒穿刺部位，以进针点为中心，由内向外点状消毒，面积不少于8cm×8cm，待干，准备输液贴贴于治疗盘上。

10. 再次消毒

打开安全留置针、贴膜包装（准备），戴手套，扎止血带（在穿刺点上10cm），嘱病人握拳3次，以进针点为中心，用安尔碘第二次消毒穿刺部位，方法同前。

11. 核对排气

双重核对（请您再次告知我您的姓名、床号，我核对一下您的手腕带），取出安全留置针，松动针芯。再次核对，取下正压接头保护帽，排气，检查输液管无气泡。

12. 穿刺固定

左手绷紧皮肤，右手拇指、中指捏住回血腔部位，示指勾住推送板部位，以 15°～30°角穿刺（王女士，我将为您进行穿刺，请您放松，穿刺过程中会有些疼痛，我会尽量动作轻柔），直接进入血管；见回血后，降低至 10°角左右平行再推进 0.1～0.2cm（确保套管尖端进入血管），示指抵推送板，将套管完全推入血管。将输液管夹于左手虎口处，用左手中指按压套管尖端血管，示指固定针座（V 形手法），右手抽出针芯，保护夹自动锁闭针尖；将钢针从套管中拔出，置于锐器盒内。松止血带，嘱病人松拳。打开调节器，合理调整滴数（成人一般 40～60 滴/分）。用胶布固定接头及输液管。

贴膜固定留置针：①以无菌方式取出透明敷料，撕除离型纸。②单手或双手捏着透明敷料的边框，注意不要用手触及敷料部位。③穿刺点对准敷料的中间位置，敷料开口边缘对准导管根部，自然下垂，无张力粘贴。④先捏压导管部位，再对全层敷料进行按压。⑤边撕除边按压，防止卷边的发生。在敷贴上注明穿刺日期、时间、穿刺者姓名。

13. 调节滴数

根据病人的年龄、病情及药物的性质调节滴速，或遵医嘱调节滴数。

14. 整理记录

取出小垫枕、止血带、治疗巾；整理床单位，协助病人取舒适卧位。

（王女士，现在穿刺已经完成，根据您的年龄、病情及药液性质，药液的滴速已经为您调节好了，请您在输液过程中不要随意调节滴速，以免引起不适。输液过程中请注意保护穿刺部位，避免针头滑出血管外，要重新穿刺。输液过程中如果您有任何的不适，请您随时按铃呼叫我，我也会随时过来巡视的，谢谢您的配合，我再次核对一下您的手腕带。）

15. 洗手

手卫生。

16. 核对输液卡

核对病人的床号、姓名、药液，在输液卡上护士签字，记录，并将输液卡挂于输液架上。

17. 收拾整理用物

整理用物，脱手套，手卫生，医疗、生活垃圾分类放置，由医院感染管理科统一回收处理，

18. 封管固定

液体输入完毕，用封管溶液进行正压封管，撤下液体瓶及输液器，固定好留置针。

（王女士，您好，现在药液已经全部输注完毕了，遵医嘱为您封管，留置套管针的肢体可适当活动，但避免碰撞或用手按摩局部，洗手、淋浴时防止局部进水引起感染，平时手臂尽量不要下垂，谢谢您的配合，祝您早日康复。）

19. 整理记录

协助病人取舒适卧位，将呼叫器放于易取处。整理床单位。收拾整理用物（医疗、生活垃圾分类放置，由医院感染管理科统一回收处理，用消毒液擦拭治疗车、治疗盘，

治疗盘反扣晾干备用）→洗手→脱口罩。

三、评分标准

操作时间：15 分钟

项目	分值	操作要求	评分细则
素质要求	5	1. 着装规范（服装鞋帽整洁、不佩戴首饰）	3
		2. 指甲符合要求	2
操作前准备	6	1. 环境安静、整洁、舒适、安全	1
		2. 评估病人年龄、病情、意识及心肺功能	2
		3. 评估病人的心理状态、对输液的认识及配合程度	1
		4. 评估穿刺部位皮肤、血管状况及肢体活动度	2
操作过程	75	1. 两人核对医嘱无误，准备用物	2
		2. 核对床号、姓名、住院号，评估病人	3
		3. 遵医嘱准备药物，打开输液软袋外包装，双人核对药名、浓度、剂量及有效期，检查输液软袋注药口、袋体、袋内液体	3
		4. 填写输液瓶贴并签名，将输液瓶贴倒贴于输液软袋上	2
		5. 洗手，戴口罩，备胶布	3
		6. 启开输液软袋的注药口外盖，常规消毒注药口	3
		7. 检查输液器后关闭调节器，取出输液管插入输液软袋注药口至针头根部，再次核对	4
		8. 酌情整理治疗台。洗手	2
		9. 携用物至病人床旁，再次两人核对。协助病人取舒适体位	5
		10. 挂输液器，排尽空气，关闭调节器，检查输液管内无空气	6
		11. 行静脉留置针穿刺	
		（1）检查留置针型号、有效期及包装是否完好，取出留置针，将输液器上的针头插入留置针的肝素帽内，排尽空气。检查透明贴膜有效期及包装是否完好，打开备用	8
		（2）戴手套，铺一次性治疗巾，选择适合的穿刺部位，在穿刺点上方 10cm 处扎上止血带，消毒皮肤，直径 8cm 以上，待干	4
		（3）再次核对。排气、穿刺，松开止血带，嘱病人松拳	11
		（4）打开调节器，待液体滴入通畅后，一手固定留置针针翼，抽出针芯，用无菌透明贴膜做封闭式无张力固定	4

续表

项目	分值	操作要求	评分细则
操作过程	75	（5）在无菌透明贴膜上注明穿刺日期、时间，签名	3
		（6）取回止血带，撤去治疗巾，脱下手套	2
		12. 根据病人病情、年龄及药物性质调节输液滴数，一般成人 40~60 滴/分，儿童 20~40 滴/分	3
		13. 再次核对，在输液卡上注明时间、滴数并签名	3
		14. 处理用物，洗手，脱口罩，记录	2
		15. 操作速度：完成时间 10 分钟以内	2
操作后	6	1. 清理治疗用物，分类放置	2
		2. 洗手，脱口罩	2
		3. 记录输液结束时间及病人反应	2
操作整体评价	8	整体操作流程熟练、语言表达准确、严格执行查对制度和无菌技术操作原则	8
总分	100		

四、注意事项

1. 严格执行无菌技术操作原则。

2. 使用静脉留置针时应选择弹性好、走向直、便于穿刺及固定的静脉，避开关节和静脉窦，下肢静脉不应作为成年人穿刺血管的常规部位。

3. 输液器针头与留置针肝素帽连接处应用敷贴覆盖，防止污染及针头脱出。

4. 固定留置针时肝素帽位置高于穿刺点，以防血液回流阻塞导管。

5. 不应在输液侧肢体上端使用血压袖带和止血带。

6. 静脉留置针使用期间，应密切观察留置针处皮肤及静脉走向有无红、肿、热、痛等情况。如有回血，及时冲管，出现异常应拔除导管，更换部位另行穿刺。

7. 更换透明贴膜后，必须重新记录当时穿刺日期。

8. 静脉留置针一般可保留 48~72 小时。

项目二十六 头皮静脉输液技术操作流程 及评分标准 ▷▷▷

··

一、目的

1. 使药物快速进入体内。
2. 补充液体、营养，维持体内电解质平衡。

二、操作分解流程

（一）案例

张某，男，1岁，因发热2天入院，诊断为急性扁桃体炎。查体：患儿有发热，体温波动在38.5~39℃。遵医嘱给予二级护理、抗感染等对症治疗。予0.9%NS 100mL+维生素C 0.5g，ivgtt，st。

任务：今日为患儿入院第2天，现遵医嘱予头皮静脉输液。

（二）评估

治疗室及病房宽敞、清洁。操作前30分钟停止清扫，减少走动，避免尘土飞扬，治疗台面无灰尘。治疗室每日用紫外线灯照射消毒1次。

（三）操作者准备

衣帽整洁，修剪指甲，洗手，戴口罩。

（四）准备、检查物品

序号	物品名称	数量	检查内容
1	输液器	1	包装完好无破损，挤压无漏气，在有效期内
2	无菌注射器	1	包装完好无破损，挤压无漏气，在有效期内
3	液体（100mL）	1	根据医嘱选用正确的无菌溶液，检查无菌溶液的名称、浓度、剂量、标签是否清晰、有效期、批号，瓶口无松动，瓶身无裂痕，对光检查"四无"（无沉淀、无变色、无絮状物、无浑浊）

续表

序号	物品名称	数量	检查内容
4	药物（维生素 C 0.5g）	1	根据医嘱选用正确的药物，检查药物的名称、浓度、剂量、质量、标签是否清晰、有效期、批号，瓶口无松动，瓶身无裂痕，对光检查"四无"（无沉淀、无变色、无絮状物、无浑浊）
5	头皮针	1	包装完好无破损，挤压无漏气，在有效期内
6	棉签	1	已开启，在有效期内，无污染
7	胶布	1	包装完好无破损，挤压无漏气，在有效期内
8	消毒液	1	安尔碘已开启，在有效期内，无污染
9	治疗巾	1	清洁、干燥、无污染
10	无菌持物钳罐	1	已开包，在有效期内
11	无菌纱布罐	1	无菌纱布罐内放置数块纱布，已开包，在有效期内
12	砂轮	1	清洁、干燥
13	治疗盘	1	清洁、干燥
14	弯盘	1	清洁、干燥
15	治疗车	1	清洁、干燥（配生活垃圾桶、医疗垃圾桶）
16	速干手消毒剂	1	已开启，在有效期内
17	治疗单	1	内容核对无误
18	笔	1	功能完好
19	挂表	1	功能完好

（五）操作流程

用物准备好了，现在开始操作吧！

1. 核对医嘱及治疗单准确无误。

2. 评估环境：操作室及病房环境宽敞、明亮、安全、整洁，符合操作要求。

3. 评估患儿：核对患儿床号、姓名、床头卡及腕带信息准确无误。向患儿及家长解释操作方法、目的，使家长了解药物对血管的影响及用药的目的以取得病人的合作。评估患儿的年龄、病情、意识、心肺功能、合作程度，选择血管，评估穿刺部位皮肤和血管情况。协助患儿排空大小便，固定好输液架。

（您好，我是您的责任护士小李，请问您是 3 床小朋友的妈妈吗？请问您孩子的姓名是什么？我核对一下他的手腕带。因为小朋友持续发热，故遵医嘱为他静脉输入 0.9%NS 100mL 加维生素 C 0.5g，维生素 C 可以增强人体免疫力，提高新陈代谢，有利于病情恢复，请您别担心。我先评估一下他的血管情况可以吗？穿刺部位皮肤完好无破损、无硬结及瘢痕，血管弹性良好。小朋友的头部血管丰富，易于固定，方便四肢的活动，我将选择头皮静脉为他输液。请问小朋友有食物、药物、消毒液、胶布的过敏史吗？需要我协助更换尿布吗？请您稍等，我去准备用物。）

4. 准备用物：洗手，戴口罩。检查输液器、100mL 无菌注射器、维生素 C 0.5g、头皮针、消毒液、棉签、无菌持物钳罐、无菌纱布罐、砂轮、胶布、弯盘、治疗巾。按医嘱加入药物，将输液器针头插入输液瓶塞内，关闭调节器。用物合理放置于治疗车上层，另备速干手消毒剂、医疗垃圾桶、生活垃圾桶、利器盒。根据需要准备剃刀、肥皂、纱布、固定物。

5. 核对解释：推治疗车至病室，治疗车与床尾成 45°角，核对患儿床号、床尾卡。推治疗车与床旁桌成 45°角，询问患儿床号、姓名，核对手腕带。再次查对药物，将输液瓶挂于输液架上，排尽空气，备好胶布。

（家长您好，我已准备完毕，请您再次告知我您孩子的姓名、床号，我核对一下他的手腕带。）

6. 安置体位：将枕头放于床沿，枕上铺治疗巾，患儿横卧于床中央，头枕于枕上，必要时以全身约束法约束患儿。如两人操作，则一人固定患儿头部，另一人立于患儿头端便于操作。

7. 选择静脉：常选用额上静脉、颞浅静脉及耳后静脉等；根据需要剃去穿刺部位的毛发。

8. 常规消毒皮肤，再次核对后，操作者左手拇、示指固定紧绷穿刺点前后皮肤，右手持针在距静脉最清晰点后 0.3cm 处，针头与皮肤成 15°~20°刺入皮肤，沿静脉走行方向徐徐进针，见回血后松开活塞，如无异常，固定针头，将输液管绕于合适位置，妥善固定。

9. 调节滴速，再次核对，签字，协助患儿取舒适体位，整理床单位，并交代患儿家长注意事项，确认患儿无需要后离开。

（孩子妈妈，这瓶液体大概要输 1 小时，在输液过程中不要随意调节输液滴数，以免引起不适，翻身、下床活动时不要将输液管扭曲、打折。我将呼叫器放在床头，如感觉有什么不适，请您按呼叫器，我也会随时来巡视的，谢谢您的配合！）

10. 清理用物（医疗、生活垃圾分类放置，由医院感染管理科统一回收处理，用消毒毛巾擦拭治疗车、治疗盘，治疗盘反扣晾干备用），洗手，脱口罩。

11. 记录（输液开始的时间，滴入药液的种类，滴速，患儿的局部及全身情况，签全名，并详细交接班）。

三、评分标准

操作时间：20 分钟

项目	分值	操作要求	评分细则
素质要求	5	1. 着装规范（服装鞋帽整洁、不佩戴首饰）	2
		2. 指甲符合要求	2
		3. 表情自然，语言亲切、流畅、通俗易懂	1

续表

项目	分值	操作要求	评分细则
操作前准备	47	1. 环境宽敞、明亮、安全、整洁，符合操作要求	2
		2. 解释操作方法、目的，评估患儿年龄、病情、意识、心肺功能、合作程度、穿刺部位皮肤和血管情况，选择血管，询问过敏史、如厕情况	10
		3. 让家长了解药物对血管的影响及用药的目的	2
		4. 洗手（六步洗手法），戴口罩	2
		5. 准备用物（根据操作需要准备）	4
		6. 核对医嘱，填写输液卡，检查液体、药物、输液器、注射器	6
		7. 消毒、打开安瓿或针剂方法正确，抽药方法正确、不污染，药液无浪费	8
		8. 取用和连接输液器、注射器、针头方法正确，不污染	5
		9. 再次核对药物信息无误后，注入输液液体中，并签名、记录时间	4
		10. 用物放置合理，符合要求	4
操作过程	36	1. 核对床头卡、手腕带，并向家长解释，以取得合作	3
		2. 协助患儿取舒适卧位	6
		3. 核对治疗单、输液卡，内容相符，挂输液瓶于输液架上，排气一次成功，药液无浪费，备好胶布	2
		4. 选择静脉，常规消毒皮肤	3
		5. 再次核对，进针稳准，一针见血不得退针	5
		6. 输液贴固定稳妥、美观	3
		7. 合理调节滴速，计算输液时间，手卫生	3
		8. 再次核对患儿信息，核对输液单、安瓿，无误后丢弃安瓿，记录时间、签全名	7
		9. 协助患儿取舒适卧位，整理床单位	2
		10. 交代注意事项，手卫生	2
操作后	4	1. 正确处理用物	2
		2. 洗手（六步洗手法），脱口罩，记录	2
操作整体评价	8	整体操作流程熟练、语言表达准确、无菌观念强	8
总分	100		

四、注意事项

1. 注意区分头皮动、静脉。

2. 密切观察输液是否通畅，局部是否肿胀，针头有无移动和脱出，特别是输注刺激性较强的药物时，应注意观察。

3. 头皮针和输液管的固定应牢固，防止头皮针移动脱落。

项目二十七　静脉输血技术操作流程及评分标准 ▷▷▷▷

一、目的

1. 补充血容量：增加有效循环血容量，改善全身血液灌流，促进血液循坏，以提升血压。常用于失血、失液所致的血容量减少或休克病人。

2. 补充血红蛋白：常用于严重的贫血病人，以纠正贫血，促进血液携氧功能。

3. 补充血小板和凝血因子：常用于凝血功能障碍的病人，改善凝血功能，以助于止血。

4. 补充白蛋白：常用于低蛋白血症、严重灼伤的病人，以维持胶体渗透压，减轻组织渗出和水肿。

5. 补充抗体、补体：常用于严重感染、免疫力低下的病人，以增强机体抵抗力，提高机体抗感染能力。

二、操作分解流程

（一）案例

牛某，女，42岁，因车祸致腹部创伤于2017年5月20日15：30急诊入院。查体：全腹压痛、反跳痛、肌紧张，腹部穿刺抽出不凝血。行急诊手术，术中见脾破裂，行脾切除手术。术后遵医嘱给予一级护理，输全血400mL，血浆200mL。

任务：今日为病人入院第1天，现遵医嘱予静脉输血。

（二）评估

1. 核对医嘱

接到医嘱，核对医嘱准确无误（双人核对）。

2. 评估环境

病室光线充足、安静、安全、整洁。

3. 评估病人

携带病历，治疗车推至病床前，核对病人床号和姓名，解释静脉输血的目的和过程，以取得病人的合作。需评估项：病人的年龄、性别、病情、意识状态、心理状态、自理能力、合作程度、血型、输血史及过敏史，所需血液制品的种类及用量。

（女士，你好，我是您的责任护士小王，请问您的床号、姓名是什么？我核对一下您的手腕带好吗？女士，因为您手术后失血过多，为了您的身体健康及补充血容量，现在我遵医嘱要给您输血，请问您以前输过血吗？请问您知道您的血型吗？我评估一下您的血管情况，穿刺血管粗、直、弹性良好、避开关节部位，我选择您的左上肢血管进行穿刺，请问您需要上卫生间吗？那请您休息一下，我去准备用物。）

（三）操作者准备

着装整洁，修剪指甲，洗手，戴口罩。

1. 知情同意书：输血前，应先取得病人的理解并征得同意，签署知情同意书。

2. 备血：根据医嘱抽取病人的血标本，与填好的输血申请单和配血单一起送往血库，做交叉配血试验。禁止同时抽取两个以上的病人血标本做交叉配血试验。

3. 取血：凭取血单到血库取血，并与血库工作人员共同做好"三查八对"工作。"三查"即查血液的有效期、血液质量和输血装置是否完好。"八对"即对床号、姓名、住院号、血袋号、交叉配血试验结果、血型、血液种类、血量，确认无误在交叉配血试验单上签全名，取回血液。

4. 取血后：血液取出后勿剧烈震荡，避免红细胞被破坏而造成溶血。不能将血液加温，避免血浆蛋白凝固变性。取回的库存血可在室温下放置15~20分钟后再输入。

5. 核对：输血前必须两名护士再次核对，确定无误后方可进行输血。

（四）准备、检查物品

序号	物品名称	数量	检查内容
1	一次性输血器	1	包装无破损，挤压无漏气，在有效期内
2	0.9%氯化钠注射液	1	检查名称、浓度、标签是否清晰、有效期，瓶口无松动，瓶身无裂痕，挤压无漏气，对光检查"四无"（无浑浊、无沉淀、无絮状物、无变色）
3	棉签	1	在有效期内，无漏气
4	碘伏	1	在有效期内
5	输液贴	1	检查名称、有效期，包装无破损，挤压无漏气
6	无菌治疗巾	1	清洁无潮湿，在有效期内
7	压脉带	1	在有效期内，可以使用
8	遵医嘱备血液	1	在有效期内
9	治疗盘	1	清洁、干燥

序号	物品名称	数量	检查内容
10	弯盘	1	清洁、干燥
11	治疗车	1	清洁、干燥（配生活垃圾桶、医疗垃圾桶）
12	速干手消毒剂	1	在有效期内
13	输血记录单	1	清洁
14	交叉配血试验单	1	清洁
15	无菌手套	1	包装无破损，挤压无漏气，在有效期内
16	记录卡	3	清洁
17	笔	1	功能完好
18	锐器盒	1	清洁、干燥
19	剪刀	1	清洁、干燥
20	小垫枕	1	清洁、干燥

（五）操作流程

用物准备好了，现在开始操作吧！

1. 核对信息

携用物至病人床旁，核对床号、姓名、血型。

（女士，您好，请您再次告知我您的床号、姓名，我核对一下您的手腕带。）

解释输血的目的、注意事项。

2. 输血前

按静脉输液操作流程进行静脉穿刺后输入 0.9%氯化钠注射液，遵医嘱给予抗过敏药物，准备输血。

（女士，我将要给您进行静脉输液，建立静脉输液通道后再进行输血，输液穿刺过程中，会有点疼痛，请您忍耐一下，我会轻柔一点。我将遵医嘱给您使用抗过敏的药物，避免输血过程中的过敏反应。）

3. 持执行单核对病人信息

做好三查八对，核对床头卡、床号（请您再次告知我您的床号、姓名，我核对一下您的手腕带），核对交叉配血报告单与血袋标签上的相关内容，再次核对血液是否与病人相符合，核对无误后，戴手套，取出血袋，轻摇血袋，以手腕旋转动作将血液轻轻摇匀。消毒血袋输血管，拔出 0.9%氯化钠注射液端，输血管以 15°角刺入已消毒的橡胶管中，在输血执行单上双人签名，记录时间。

4. 输注血液

血袋倒挂于输液架上，开始缓慢滴入，速度不超过每分钟 20 滴，观察 15 分钟，如病人无输血反应，一般成人每分钟 40~60 滴。根据病人病情、年龄及输注血制品成分调节滴速。告知注意事项。

（女士，您好。我现在已经为您输好血液，输血的滴速我已经为您调好了，请您及家属不要随意调节滴速。输血过程中，请您不要随意动手臂，避免输血针头滑出血管，导致您第二次的穿刺，增加您穿刺的痛苦。我将呼叫器放在您的床头旁，如您有不适，请您及时按铃呼叫我们，我也会随时过来巡视的。请问您还有什么需要吗？那请您好好休息。）

5. 输血时

如果输入两袋以上的血液，输注每袋血液之间应该输入少量的 0.9% 氯化钠注射液。

6. 输血完毕

输血完毕，再继续滴入 0.9% 氯化钠注射液，直至将输血器内血液全部输入体内再拔针。拔针时，同静脉输液拔针，针头剪入利器盒内，输血器放入医疗垃圾桶内。

（女士，您的血液已经输完，我已经给您拔出针头，因为输血器针头比较大，按压的时候请您多按压，避免穿刺处出血。按压的时候请您不要揉，竖着按压就可以。请问您还有什么需要吗？呼叫器我为您放在床头，有事请您及时呼叫我们，谢谢您的配合，祝您早日康复。）

7. 整理

协助病人取舒适卧位，整理床单位。

8. 收拾用物

回处置室，医疗、生活垃圾分类放置，治疗车、治疗盘用消毒毛巾擦拭待干备用，空血液袋用两个医疗垃圾袋包裹，及时送回血库。

9. 洗手、记录

洗手，脱口罩，记录输血时间、种类、剂量、血型、病人的生命体征、有无输血反应，签全名。

三、评分标准

操作时间：15 分钟

项目	分值	操作要求	评分细则
素质要求	6	1. 着装规范（服装鞋帽整洁、不佩戴首饰）	2
		2. 指甲符合要求	2
		3. 洗手，戴口罩	2
操作前准备	12	1. 了解病人身体情况、有无输血史及不良反应	2
		2. 评估穿刺部位的皮肤及血管情况	2
		3. 环境清洁、安静、舒适	2
		4. 准备用物（0.9% 氯化钠注射液、血制品、一次性输血器、止血带、垫枕、棉签、输液贴、弯盘、笔、碘伏、输血单、输液架、治疗巾、锐器盒、剪刀、治疗车）	4
		5. 用物准备时间 3 分钟	2

续表

项目	分值	操作要求	评分细则
操作过程	68	1. 双人核对输血申请单，核对血袋包装、血液性质及配血报告单上的各项信息，确认无误后双人签全名	5
		2. 携用物至床前，查对治疗护理项目单和手腕带信息（床号、姓名、性别、住院号），问候病人	5
		3. 向病人解释输血的目的及注意事项，告知输入血制品的种类，询问是否大小便，选择血管	4
		4. 病人体位舒适、安全，垫小枕	3
		5. 检查 0.9%氯化钠注射液，对光检查	6
		6. 开启瓶盖，消毒瓶塞，检查并打开输血器，插入瓶塞至针头根部。一次排气成功（排出液体 3~5 滴）	6
		7. 备输液贴，面积不小于 5cm×5cm，穿刺部位上 6cm 处扎止血带，嘱握拳，消毒皮肤	6
		8. 再次核对（三查八对），安慰、鼓励病人，穿刺（一次穿刺成功），见回血，松止血带，嘱松拳，打开调节器	7
		9. 固定输液贴，调节滴速。撤小枕，询问病人感受	6
		10. 再次核对输血单，确认无误后，戴手套，打开储血袋封口，消毒，插入输血器，将血袋挂于输液架上，调节滴速（开始速度宜慢，观察 15 分钟，无不良反应后，将滴速调至要求速度）	8
		11. 再次核对并签全名，严密观察病人有无输血反应	4
		12. 协助病人取舒适卧位，将呼叫器放于可触及位置，交代注意事项，观察输血反应及临床表现	5
		13. 整理床单位及用物	3
操作后	6	1. 清理治疗用物，分类放置	2
		2. 洗手（六步洗手法），脱口罩	2
		3. 记录输液结束时间及病人反应	2
操作整体评价	8	整体操作流程熟练、语言表达准确、严格执行查对制度和无菌技术操作原则	8
总分	100		

四、注意事项

1. 备血：根据医嘱及输血申请单采集血标本，每次只能为一名病人采集血液。

2. 在取血和输血过程中，要严格执行无菌技术操作原则及查对制度，在输血前，一定要根据医嘱进行查对，避免差错事故的发生。

（1）输血查对制度，取血和输血前，均须两人根据三查八对项目，逐一核对，确保输血治疗准确无误，避免不良反应事件的发生。输血三查：查对输血有效期，血液颜色及质量，血液包装是否完好无损。输血八对：对病人姓名、床号、住院号、血袋号（储血号）、血型、交叉配血试验结果、血液种类、血量。

（2）输血前必须做血型鉴定和交叉配血试验。

（3）病人如果再次需要输血，必须重新做交叉配血试验，以排除机体已产生抗体的情况。

3. 取血后注意事项：血液自血库中取出后，输血前应以手腕动作将血袋内的血液轻轻摇匀，避免剧烈震荡，以免红细胞破坏引起溶血。库存血不能加温，以免血浆蛋白凝固变性而引起不良反应。如为库存血，需要在室温下放置15~20分钟后再输入。全血、成分血和其他血液制品应从血库取出后30分钟内输注，一个单位的全血或成分血应在4小时内输完。

4. 严格掌握输血的速度：输血开始速度宜慢，观察15分钟，病人无不良反应后，再根据医嘱及病人的年龄、血液制品成分等调节滴速，对年老体弱、严重贫血、心衰病人应谨慎，滴速宜慢。

5. 0.9%氯化钠注射液输入：输血前后及两次输血之间需要输注少量的0.9%氯化钠注射液，以防止发生不良反应。

6. 血液制品不应加热，不得自行存放，血袋内不可随意加入其他药品，如钙剂、酸性及碱性的药品、高渗或低渗液体，以防血液凝结或溶解。

7. 在输血过程中，一定要加强巡视，观察有无输血反应，并询问病人有无任何不适，尤其是输血开始15分钟内，如病人出现寒战、发热、荨麻疹等输血反应时，应立刻停止输血，更换输液器，输入0.9%氯化钠注射液维持静脉通道，并按医嘱或输血反应进行处理，保留余血及输血器具，上报输血科。

8. 全血和成分血同时输入时，应先输入成分血（尤其是浓缩血小板），其次是新鲜血，最后是库存血。

9. 输血后血袋低温保存24小时，以备病人在输血后发生输血反应时及时检查分析原因。

10. 对急诊输血或大量输血病人可进行加压输血，输血时可直接挤压血袋、卷压血袋输血或用加压输血器等，加压输血时，护士须在床旁守护，输血完毕时及时拔针，避免发生空气栓塞反应。

项目二十八　咽拭子标本采集技术操作流程及评分标准 ▷▷▷▷

一、目的

从咽部或扁桃体采集分泌物做细菌培养或病毒分离，以协助临床诊断、治疗、护理。

二、操作分解流程

（一）案例

张某，女，29 岁，因白血病于 2017 年 5 月 20 日 15：30 入院，查体：发热、感染、出血、贫血、骨和关节疼痛、肝脾和淋巴结肿大。遵医嘱给予二级护理，少食多餐易消化饮食，补液、对症、支持治疗。

任务：今天是病人入院第 4 天，化疗过程中因口腔溃烂需做咽拭子培养。

（二）评估

1. 核对医嘱

接到医嘱，核对医嘱准确无误。

2. 评估环境

病室光线充足、安静、安全、整洁。

3. 评估病人

携带病历，治疗车推至病床前，核对病人床号和姓名，解释咽拭子标本采集的目的和过程，以取得病人的合作。需评估项：病人的年龄、性别、病情、意识状态、心理状态、自理能力、合作程度。

（女士，您好，我是您的责任护士小王，请问您的床号、姓名是什么？我核对一下您的手腕带好吗？张女士，因为您的病情需要，需从咽部或扁桃体采集分泌物做细菌培养或病毒分离，请问您以前做过吗？操作过程中会有点难受，请您配合一下。请问您需要上卫生间吗？那请您休息一下，我去准备用物。）

（三）操作者准备

着装整洁，修剪指甲，洗手，戴口罩。

（四）准备、检查物品

序号	物品名称	数量	检查内容
1	化验单	1	核对化验单： 1. 连同医嘱一起核对化验单 2. 选择合适的试管 3. 按要求在试管外贴好标签（或用带编号的条码贴）
2	无菌咽拭子培养管	1	生产日期、有效期、无污染
3	压舌板	1	生产日期、有效期、包装无漏气
4	医用酒精灯	1	已试用，符合标本采取要求
5	火柴	1	无潮湿、断裂
6	治疗盘	1	清洁、干燥
7	治疗车	1	清洁、干燥（配生活垃圾桶、医疗垃圾桶）
8	速干手消毒剂	1	在有效期内
9	临时医嘱单	1	遵医嘱执行
10	笔	1	功能完好
11	病历牌	1	功能完好

（五）操作流程

用物准备好了，现在开始操作吧！

1. 再次核对

携用物至病人床旁，核对床号、姓名。

（女士，您好，请您再次告知我您的姓名、床号，我核对一下您的手腕带。）

解释咽拭子标本采集的目的、注意事项。

2. 采集标本

点燃酒精灯（张女士，现在开始操作了，请您张口发"啊"音），暴露咽喉（必要时使用压舌板）。取出培养管中的拭子轻柔、迅速地擦拭两腭弓、咽及扁桃体→试管口在酒精灯火焰上消毒→将取得的拭子插入试管中，立即塞紧瓶塞。

（请您再次告知我您的床号、姓名，我核对一下您的手腕带，操作已经完成，我会及时送检，检查结果也会及时告知您，谢谢您的配合，祝您早日康复。）

3. 整理记录

再次与医嘱核对标本标签，注明标本留取日期、时间→整理床单位，协助病人取舒适体位→用速干手消毒剂喷手→推治疗车回处置室，收拾用物（医疗、生活垃圾分类放置，由医院感染管理科统一回收处理，用消毒液擦拭治疗车、治疗盘，治疗盘反扣晾干备用）→洗手→脱口罩→医嘱签字。

4. 及时送检

将取得的咽拭子标本及时送到化验室进行检验。

三、评分标准

操作时间：10 分钟

项目	分值	操作要求	评分细则
素质要求	5	1. 着装规范（服装鞋帽整洁、不佩戴首饰）	3
		2. 指甲符合要求	2
操作前准备	33	1. 评估环境（整洁、安静、安全）	3
		2. 向病人解释，以取得配合。告知病人检查的目的、采集方法、采集时间	5
		3. 了解病人病情、口腔黏膜和咽部感染情况	5
		4. 洗手，必要时戴手套，戴口罩	5
		5. 核对医嘱，做好准备	3
		6. 备物齐全：化验单、咽拭子培养管、酒精灯、火柴、压舌板、手电筒、0.9%氯化钠注射液等，放置合理	12
操作过程	46	1. 核对床号、姓名、手腕带	3
		2. 协助病人取舒适卧位	3
		3. 点燃酒精灯	5
		4. 嘱病人发"啊"音，暴露咽喉	5
		5. 取出培养管中的拭子轻柔、迅速地擦拭两腭弓、咽及扁桃体	12
		6. 试管口在酒精灯火焰上消毒	6
		7. 将拭子插入试管中，塞紧瓶塞	6
		8. 再次核对标本标签，注明标本留取日期、时间	6
操作后	8	1. 使用后整理物品	5
		2. 用物消毒正确	3
操作整体评价	8	整体操作流程熟练、语言表达准确	8
总分	100		

四、注意事项

1. 采集标本时，方法应正确，注意试管口消毒，保持容器无菌，以免影响检验结果。

2. 采集时动作轻柔，以免刺激病人咽部引起呕吐或不适。避免在餐后 2 小时内留取标本，以防呕吐。

3. 标本用于真菌培养时，应在口腔面上取分泌物，避免接触正常组织。

4. 最好在使用抗生素治疗前采集标本。

项目二十九　动脉血标本采集技术操作流程及评分标准 ▷▷▷▷

一、目的

1. 采集动脉血进行血液气体分析。
2. 在确定病史后可判断病人氧分压及酸碱平衡情况，提供诊断、治疗及用药依据。
3. 可做乳酸和丙酮酸测定等。

二、操作分解流程

（一）案例

李某，女，59 岁，因肺炎于 2017 年 4 月 23 日 12：30 急诊入院，查体：咳嗽、咯痰、呼吸急促等。遵医嘱予一级护理，平卧位，禁饮食，补液抗炎等对症治疗。

任务：遵医嘱立即予动脉血标本采集。

（二）评估

1. 核对医嘱

接到医嘱，核对医嘱准确无误（双人核对）。

2. 评估环境

病室光线充足、安静、安全、整洁。根据需要遮挡病人（选择股动脉穿刺者）。

3. 评估病人

携带病历，治疗车推至病床前，核对病人床号和姓名，解释动脉采血的目的和过程，以取得病人的合作。需评估项：①是否有出血倾向。②肢体活动程度。③病人对动脉采血的认知及合作程度。④病人是否有血液性传染疾病。⑤采血处皮肤（需要完好，无红肿、破溃）及动脉搏动情况。解释动脉采血的目的、方法、临床意义、注意事项及配合要点。

（女士，您好，我是您的责任护士小王，请问您的床号、姓名是什么？我核对一下您的手腕带。您好，因为您现在有呼吸困难，所以为了检查血液的氧分压及酸碱平衡情况，根据医嘱需要给您进行动脉采血，了解您现在的缺氧情况，以改善您呼吸困难的症状。动脉采血会有些疼痛，请您放松。请问您以前有动脉采血的经历吗？我为您检查一下您的采血处皮肤情况，穿刺点皮肤完好，动脉搏动强，肢体血运良好，我选择您的右上肢桡动脉进行穿刺。需要协助您上厕所吗？那请您休息一下，我去准备用物。）

（三）操作者准备

着装整洁，修剪指甲，洗手，戴口罩。

（四）准备、检查物品

序号	物品名称	数量	检查内容
1	无菌持物钳包	1	无菌包名称（内装无菌罐一个、无菌持物钳一把）、有效日期，化学指示胶带变色，包布无破损、无潮湿
2	无菌纱布罐	1	无菌纱布罐（内放置两块以上纱布），已开包，在有效期内
3	无菌治疗碗包	1	无菌包名称（内有治疗碗一个、灭菌指示卡），外包贴化学指示胶带变色，在有效期内，无菌包无破损、无潮湿
4	一次性动脉采血器	1	在有效期内，包装无漏气
5	棉签	1	在有效期内，包装无漏气
6	安尔碘	1	在有效期内
7	无菌手套	1	手套的号码、有效期，包装完好无破损
8	治疗车	1	清洁、干燥（配生活垃圾桶、医疗垃圾桶、利器盒、速干手消毒剂）
9	笔	1	功能完好
10	挂表	1	功能完好
11	治疗盘	1	清洁、干燥
12	一次性治疗巾	1	在有效期内

（五）操作流程

用物准备好了，现在开始操作吧！

1. 核对解释

推治疗车至病室，治疗车与床尾成45°角，再次核对病人床号、床尾卡→推治疗车与床旁桌成45°角，询问病人床号、姓名，核对手腕带。

（女士，您好，请您再次告知我您的床号、姓名，我核对一下您的手腕带。）

2. 安置体位

协助病人取舒适卧位，暴露穿刺部位。

3. 动脉选择定位

选择合适的动脉（包括股动脉、桡动脉、肱动脉及足背动脉等，其中股动脉穿刺点：髂前上棘与耻骨结节连线中点；桡动脉穿刺点：前臂掌侧腕关节上 2cm，即动脉搏动最明显处）。将治疗巾平铺于穿刺部位的下方，夹取一块无菌纱布放于治疗巾上，取软木塞或胶塞放于易取处，方便使用。

4. 消毒

操作者需要戴无菌手套或消毒左手的示指及中指（需严格执行无菌技术操作原则），以选定穿刺点为中心进行顺时针及逆时针皮肤消毒，消毒范围直径至少 8cm。

5. 二次核对

核对病人床号、姓名及手腕带。

（李女士，我再次核对一下您的手腕带，谢谢。）

6. 采血

（1）动脉采血针采血

①操作者将针栓推到底部，拉到预设位置（检查针头是否堵塞），除去护针帽，用左手示指及中指固定好动脉位置，采血针与皮肤成 45°～90°角进针（李女士，我将为您进行采血，请您放松，我会尽量动作轻柔，快速为您完成本次采血）。若采血成功，血液会自然涌入采血容器内，空气迅速经过孔石排除（空气会影响检验结果）。

②血液液面达到预设位置，孔石遇湿封闭，拔出动脉采血针，立即使用无菌纱布按压穿刺部位 5～10 分钟。

③将动脉采血针头垂直插入橡皮塞中，手搓样品管 5 秒保证抗凝剂完全发挥作用。

④立即送检分析，若时间大于 15 分钟需置于冷藏室。

（2）一次性注射器采血

①取出并检查注射器，抽吸肝素 0.5mL 湿润注射器内壁后弃去余液，防止血液凝固。用左手示指及中指固定好动脉位置，右手持注射器，在两指间垂直或与动脉走向成 40°角刺入动脉（李女士，我将为您进行采血，请您放松，我会尽量动作轻柔，快速为您完成本次采血），见有鲜红色回血，用右手固定穿刺针的方向和深度，左手抽取所需血量（0.5～1mL）。

②采血完毕，立即拔出针头，用无菌纱布按压穿刺部位 5～10 分钟，必要时使用沙袋压迫止血。

③将针头立即刺入软木塞或橡皮塞中，隔绝空气，并轻轻摇动注射器使血液与肝素充分混匀（防止血液凝固）。

7. 整理记录

（1）取下一次性治疗巾，协助病人取舒适卧位，询问病人需要，整理床单位。

（2）查对病人床号、姓名、检验申请单、标本。

（李女士，操作已经完成，我再次核对一下您的手腕带，我会及时将标本送检，结果出来后会及时告知您，谢谢您的配合，祝您早日康复。）

（3）清理用物（治疗巾丢于医疗垃圾桶），并交代注意事项。

（4）洗手，记录。

（5）将标本及检测申请单及时送检。

三、评分标准

操作时间：10 分钟

项目	分值	操作要求	评分细则
素质要求	6	1. 着装规范（服装鞋帽整洁、不佩戴首饰）	2
		2. 指甲符合要求	2
		3. 洗手，戴口罩	2
操作前准备	9	1. 环境安静、整洁、舒适、安全	2
		2. 评估病人的年龄、病情、意识及心肺功能	2
		3. 评估病人的心理状态、配合程度	2
		4. 评估病人的吸氧情况、采血处皮肤及动脉搏动情况，使病人理解目的、愿意合作、有安全感、卧位正确	3
操作过程	71	1. 病人接受操作的环境舒适	2
		2. 根据病人病情取舒适卧位，选择合适采血的部位，并暴露穿刺部位（若选择股动脉须给予屏风遮挡）	4
		3. 将一次性治疗巾放置于采血处下方，取无菌纱布时按无菌技术操作原则	4
		4. 再次核对	2
		5. 指导病人正确放松和平静呼吸	2
		6. 进行消毒，消毒操作者示指及中指（戴无菌手套者不需要），消毒顺序及范围正确	8
		7. 采血过程中随时询问病人的感受，给予病人安慰及鼓励，取得病人配合	5
		8. 以示指和中指固定动脉，进行动脉采血	6
		9. 穿刺方法正确	6
		10. 采血量适宜（0.5~1mL）	6
		11. 按压方法正确（5~10 分钟）	6
		12. 拔针后针尖斜面隔绝空气方法正确	6
		13. 再次核对，及时送检	4
		14. 脱手套。整理床单位，协助病人取舒适卧位。询问病人需要，告知注意事项	2
		15. 处理用物，规范洗手，脱口罩，记录采血及病人有无反应等	4
		16. 指导病人正确按压局部并保持穿刺部位清洁、干燥	4

项目	分值	操作要求	评分细则
操作后	6	1. 清理治疗用物，分类放置	2
		2. 洗手，脱口罩	2
		3. 记录采血结束时间及病人反应	2
操作整体评价	8	整体操作流程熟练、语言表达准确、严格执行查对制度和无菌技术操作原则	8
总分	100		

四、注意事项

1. 严格执行查对制度和无菌技术操作原则。

2. 采集血气分析样本，采血时注射器内不能有空气（除了专业的动脉采血针外），抽出后立即密封针头，隔绝空气，避免血液与空气接触过久，影响检验结果，采血后需立即送检。

3. 拔针后局部用无菌纱布或沙袋加压止血，至不出血为止，以免造成出血或血肿。

4. 病人饮热水、洗澡、运动后，需要休息 30 分钟再进行采血，避免影响结果。

5. 合理有效使用条形码，杜绝差错事故的发生。

6. 有出血倾向的病人，慎用动脉穿刺法采集动脉血标本。

项目三十　血标本采集技术操作流程及评分标准 ▷▷▷

一、目的

1. 全血标本指抗凝血标本，主要用于临床血液学检查，例如：血细胞计数和分类、形态学检查，血糖、尿素氮、尿酸、肌酐检测等。

2. 血浆标本指抗凝血经离心所得上清液，血浆里含有凝血因子Ⅰ，适合于内分泌激素、血栓和止血检测等。

3. 血清标本指不加抗凝剂的血经离心所得上清液，血清里不含有凝血因子Ⅰ，多适合于临床化学和免疫学的检测，如测定肝功能、血清酶、脂类、电解质等。

4. 血培养标本多适合于培养检测血液中的病原菌。

二、操作分解流程

（一）案例

杨某，男，45 岁，有多年吸烟史，现已戒烟 1 年，前几日受凉后咳嗽，咳黄白色黏痰，自觉呼吸困难，查体：体温 38.6℃，脉搏 10 次/分，呼吸 28 次/分，血压 134/85mmHg，口唇轻度发绀，神志清楚。医嘱急查血分析、肝肾功能。

任务：遵医嘱予静脉采血。

（二）评估

病室安静、整洁、光线充足、温/湿度适宜，必要时用围帘遮挡。

（三）操作者准备

衣帽整洁，修剪指甲，洗手，戴口罩。

（四）准备、检查物品

序号	物品名称	数量	检查内容
1	治疗车	1	清洁、干燥（配生活垃圾桶、医疗垃圾桶）
2	速干手消毒剂	1	在有效期内
3	治疗盘	1	清洁、干燥
4	安尔碘	1	包装完整无破损，无污染，在有效期内
5	无菌棉签	1	包装完整无破损，挤压无漏气，在有效期内
6	一次性输液贴	1	包装完整无破损，挤压无漏气，在有效期内
7	一次性采血针	1	包装完整无破损，挤压无漏气，在有效期内
8	采血架	1	清洁、干燥
9	治疗巾	1	清洁、干燥
10	止血带	1	清洁、干燥
11	小垫枕	1	清洁、干燥
12	采血管或血培养瓶	1	清洁、干燥
13	锐器盒	1	干燥
14	条形码	1	信息正确
15	笔	1	功能完好

（五）操作流程

用物准备好了，现在开始操作吧！

1. 核对医嘱

接到医嘱，核对医嘱准确无误。

2. 评估环境

病室安静、整洁、光线充足、温/湿度适宜。

3. 评估病人

（1）核对病人床号和姓名，告知静脉采血的目的、方法、采血的种类、采血量。

（2）评估病人意识、肢体活动能力和配合程度。

（3）评估病人穿刺部位的皮肤状况、静脉充盈度及管壁弹性情况。

（先生，您好，我是您的责任护士小王，请问您的床号、姓名是什么？我核对一下您的手腕带。杨先生，您好，为了明确您的病情，根据医嘱需要给您进行静脉采血，采血的时候可能会有点疼，我会尽量轻一些的，请您配合一下好吗？那您先休息一下，我去准备用物。）

4. 准备用物

（1）核对化验单，根据医嘱选择合适的试管，按要求在试管外贴好条形码。

（2）检查安尔碘消毒液、无菌棉签、一次性采血针、一次性输液贴，采血管或血培养瓶合理放置于治疗车上层，另备速干手消毒剂，医疗、生活垃圾桶。

5. 再次核对

推治疗车至病室，治疗车与床尾成45°角，核对病人床号、床尾卡，推治疗车与床旁桌成45°角，询问病人床号、姓名，核对手腕带。

（先生，您好，请您再次告知我您的床号、姓名，我核对一下您的手腕带。）

6. 安置体位

协助病人取卧位，安置昏迷病人去枕仰卧，头向后仰。

7. 皮肤消毒

选择穿刺部位，在穿刺静脉肢体下垫治疗巾和小垫枕，嘱病人握拳，在穿刺点上方6cm处系止血带，消毒穿刺部位皮肤两次（消毒范围必须大于5cm×5cm，首次消毒顺时针消毒，再次消毒逆时针消毒），准备一根干棉签放于手上。

8. 穿刺静脉

手持采血针，针尖斜面向上，与皮肤成15°~30°角自静脉上方或侧方刺入皮下，再沿静脉走向滑行刺入静脉，见回血再顺静脉进针少许。

（杨先生，现在开始穿刺，请您不要紧张。）

9. 固定采血

（1）固定采血针，使血液沿试管壁缓慢注入试管，采集适量血液，松开止血带，嘱病人松拳，用干棉签轻压穿刺点上方，快速拔针，嘱病人按压至无出血。

（2）固定注射器针栓，抽取所需血量，松开止血带，嘱病人松拳，用干棉签轻压穿刺点上方，快速拔针，嘱病人按压至无出血；取下注射器针头，将血液注入试管，同时抽取几项血标本时，注入血液的顺序应为血培养标本、全血标本、血清标本。

10. 混匀标本

血培养标本和全血标本采集后应轻轻转动试管，使血液与抗凝剂混匀，防止血液凝固。

11. 整理记录

整理床单位，协助病人取舒适卧位，用速干手消毒剂喷手，推治疗车回治疗室，收拾用物（医疗、生活垃圾分类放置，用消毒液擦拭治疗车、治疗盘，治疗盘反扣晾干备用），洗手，脱口罩。

（杨先生，采血已经结束，这样卧位舒适吗？那您好好休息，我将呼叫铃放在您的床旁，有事请按中间按钮，我也会随时过来巡视的，谢谢您的配合。）

12. 及时送检

抽好的血标本应及时送到化验室进行检验。

三、评分标准

操作时间：7分钟

项目	分值	操作要求	评分细则
素质要求	4	1. 着装规范（服装鞋帽整洁、不佩戴首饰）	2
		2. 指甲符合要求	2
操作前准备	15	1. 环境安全、安静、舒适、整洁、光线充足、温/湿度适宜	2
		2. 向病人做好解释工作，告知静脉采血的目的、方法、采血的种类、采血量，取得病人的合作	2
		3. 评估病人意识、肢体活动能力和配合程度	2
		4. 评估病人穿刺部位的皮肤状况、静脉充盈度及管壁弹性情况	3
		5. 洗手，戴口罩	2
		6. 备齐物品，放置合理，核对化验单，根据医嘱选择合适的试管，按要求在试管外贴好条形码	4
操作过程	68	1. 核对病人床号、姓名、手腕带	4
		2. 协助病人取卧位，安置昏迷病人去枕仰卧，头向后仰	3
		3. 在穿刺点上方6cm处系止血带，消毒穿刺部位皮肤两次	10
		4. 正确采血，无污染	15
		5. 固定采血针，采集适量血液，松开止血带，嘱病人松拳，用干棉签轻压穿刺点上方，快速拔针	15
		6. 血培养标本和全血标本采集后应轻轻转动试管，使血液与抗凝剂混匀，防止血液凝固	15
		7. 抽好的血标本应及时送到化验室进行检验	6
操作后	5	1. 正确处理用物	3
		2. 洗手（六步洗手法），脱口罩	2
操作整体评价	8	整体操作流程熟练、语言表达准确、无菌观念强	8
总分	100		

四、注意事项

1. 做生化检验时，应提前通知病人清晨空腹抽血，以免影响检验结果。

2. 根据不同的检验目的准备合适的试管，并计算合适采血量。

3. 严禁在输液、输血的针头处或同侧手臂抽取血标本，以免影响检验结果。

4. 用采血针采血时，不可先将采血针与试管相连接，以免试管内负压消失而影响采血。

项目三十一　冰袋（囊）冷疗技术操作流程及评分标准 ▷▷▷▷

一、目的

降温、止血、镇痛、消炎。

二、操作分解流程

（一）案例

李某，女，31 岁，在住院期间持续高热，遵医嘱给予冰袋降温。

任务：冰袋降温。

（二）评估

室温适宜，酌情关闭门窗，避免对流风直吹病人。

（三）操作者准备

着装整洁，修剪指甲，洗手，戴口罩。

（四）准备、检查物品

序号	物品名称	数量	检查内容
1	冰袋或冰囊	1	清洁、干燥
2	冰块	1	清洁、坚硬
3	布袋	1	清洁、干燥
4	帆布袋	1	清洁、干燥
5	毛巾	1	清洁、干燥
6	治疗盘	1	清洁、干燥
7	木槌	1	功能完好
8	病历牌	1	清洁、干燥

续表

序号	物品名称	数量	检查内容
9	治疗车	1	清洁、干燥
10	速干手消毒剂	1	已开启，在有效期内
11	笔	1	功能完好
12	挂表	1	功能完好
13	生活垃圾桶	1	功能完好
14	医疗垃圾桶	1	功能完好

（五）操作流程

用物准备好了，现在开始操作吧！

1. 备冰

冰块装入帆布袋内，用木槌敲碎成小块。

2. 装袋

将小块冰块装袋 1/2~2/3 满。

3. 排气

排除冰袋内空气并夹紧。

4. 检查

用毛巾擦干冰袋，倒提，检查无漏水。

5. 加套

将冰袋装入布套。

6. 核对

携用物至病人床旁，核对病人床号、姓名、手腕带。

7. 放置位置

高热降温置冰袋于前额、头顶部和体表大血管流经处（颈部两侧、腹股沟等）；扁桃体摘除术后将冰囊置于前额下。

8. 放置时间

不超过 30 分钟。

9. 观察

如局部皮肤出现发紫、麻木感，则停止使用。

10. 操作后处理

撤去治疗用物，冰袋内冰水倒空，倒挂晾干，吹入少量空气，夹紧袋口，布袋送洗。协助病人取舒适体位，整理床单位。

三、评分标准

操作时间：15 分钟

项目	分值	操作要求	评分细则
素质要求	6	1. 着装规范（服装鞋帽整洁、不佩戴首饰）	2
		2. 指甲符合要求	2
		3. 表情自然，语言亲切、流畅、通俗易懂	2
操作前准备	30	1. 护士准备：洗手，戴口罩	5
		2. 环境准备：病房内清洁、通风	5
		3. 病人准备：评估病人的年龄、意识状态、体温、心理反应、合作程度及局部皮肤状态	8
		4. 用物准备：备冰，将冰块装入帆布袋内，用木槌敲碎成小块。将小块冰块装袋1/2~2/3满。排除冰袋内空气并夹紧。用毛巾擦干冰袋，倒提，检查无漏水，然后套上布套	12
操作过程	49	1. 携用物至病人床旁，核对病人床号、姓名、手腕带并解释操作目的	6
		2. 病人取舒适体位	8
		3. 高热降温置冰袋于前额、头顶部和体表大血管流经处（颈部两侧、腹股沟等）；扁桃体摘除术后将冰囊置于前额下	17
		4. 冷敷时间不超过30分钟	12
		5. 如局部皮肤出现发紫、麻木感，则停止使用	6
操作后	7	1. 将冰水倒净，倒挂晾干，充气，夹紧袋口存放于阴凉处，布套送洗消毒	4
		2. 洗手，脱口罩，记录用冷部位、时间、效果、反应	3
操作整体评价	8	整体操作流程熟练、观察病情仔细，操作中体现对病人的关爱	8
总分	100		

四、注意事项

1. 注意观察用冷部位血液循环状况，如出现皮肤苍白、青紫或有麻木感等，应立刻停止冷疗法。

2. 冷疗时间需准确，最长不超过30分钟，如需再用，应间隔60分钟。

3. 冷疗30分钟后应测体温，当体温降至39℃以下时，取下冰袋，并做好记录。

4. 随时观察冰袋有无漏水，冰块是否融化，以便及时更换。

项目三十二 乙醇（温水）拭浴技术操作流程及评分标准 ▷▷▷▷

一、目的

乙醇或温水全身拭浴法是通过蒸发和传导作用来增加机体的散热，达到全身降温的目的。乙醇是一种挥发性液体，拭浴时在皮肤上迅速蒸发，吸收和带走机体大量的热，同时乙醇又可刺激皮肤血管扩张，因此散热效果较强。温水拭浴的水温与正常人皮肤温度相近，病人感觉舒服，并且温水无刺激、不过敏，常用于小儿、老人及体质虚弱病人的降温。

二、操作分解流程

（一）案例

急诊科接诊了一位病人李某，男，36 岁，在炼铁车间工作时晕倒，被同事紧急送至医院。接诊时病人神志不清，面色潮红，皮肤灼热。体温 39.9℃，脉搏 140 次/分，呼吸 26 次/分，诊断为中暑。

任务：遵医嘱予乙醇擦浴法降温。

（二）评估

病室光线充足、安静、整洁、无异味。根据需要遮挡病人。

（三）操作者准备

着装整洁，洗手，戴口罩。

（四）准备、检查物品

序号	物品名称	数量	检查内容
1	盆	1	清洁、干燥
2	乙醇	1	25%~35%的乙醇，包装完好，在有效期内

序号	物品名称	数量	检查内容
3	温水	1	32~34℃
4	小毛巾	2	清洁、干燥
5	大毛巾	1	清洁、干燥
6	热水袋	1	无破损、无漏水、清洁，内盛60~70℃热水
7	布套	2	清洁、干燥
8	冰袋	1	清洁
9	治疗盘	1	清洁、干燥
10	治疗车	1	清洁、干燥（配生活垃圾桶、医疗垃圾桶）
11	速干手消毒剂	1	在有效期内
12	记录卡	3	清洁
13	笔	1	功能完好
14	挂表	1	功能完好
15	水温计	1	功能完好

（五）操作流程

用物准备好了，现在开始操作吧！

1. 接到医嘱，核对医嘱准确无误。

2. 评估环境：病室光线充足、安静、整洁、无异味。

3. 评估病人：评估病人的年龄、病情、体温、治疗等情况。评估病人的意识、精神、自理状况及配合程度。评估病人皮肤有无硬结、瘀血，肢体活动能力，有无感觉障碍及冷过敏，是否有乙醇过敏史。

（先生，您好，我是您的责任护士小王，请问您的床号、姓名是什么？我核对一下您的手腕带。李先生，您好，因为您目前体温过高，遵医嘱需要给您用乙醇拭浴降温，整个过程不会有疼痛感，请问您可以配合我吗？请问您平时对温度的敏感程度怎么样呢？您对酒精有过敏史吗？好的，那我为您检查一下您的手部皮肤情况及肢体活动情况。请您稍等一下，我去准备用物。）

4. 用物准备：治疗盘内备：小毛巾、大毛巾、热水袋及套、冰袋及套。治疗盘外备：盆内放25%~35%乙醇溶液200~300mL（温度32~34℃）或32~34℃温水、速干手消毒剂，必要时备干净衣裤、屏风、便器、热水。

5. 核对解释：推治疗车至病室，治疗车与床尾成45°角，核对病人床号、床尾卡→推治疗车与床旁桌成45°角，询问病人床号、姓名，核对手腕带。

（先生，您好，请您再次告知我您的姓名、床号，我核对一下您的手腕带。）

6. 安置体位：关闭门窗、放置屏风或拉紧围帘，松开床尾盖被，协助病人取舒适卧位，冰袋置于病人头部，热水袋置于病人足下。

（李先生，您这样睡着舒服吗？还需要我帮您调试一下您的体位吗？我现在要为您进行乙醇拭浴了，在操作过程中如果您有任何不适，请及时告诉我。）

7. 擦拭方法：暴露擦拭部位，将大毛巾垫于擦拭部位下，小毛巾浸入温水或乙醇中，拧至半干，缠于手上成手套状，以离心方向拭浴，每侧（四肢、背腰部）3分钟，全过程在20分钟以内，拭浴完之后，用大毛巾擦干皮肤。拭浴顺序如下：

（1）双上肢：病人取仰卧位，按顺序擦拭：

①颈外侧→上臂外侧→前臂外侧→手背。

②侧胸→腋窝→上臂内侧→肘窝→前臂内侧→手掌。

（擦至腋窝、肘窝、手心处稍用力并延长停留时间，以促进散热。）

（2）腰背部：病人取侧卧位，肩部→背部→腰部。

（3）双下肢：病人取仰卧位，按顺序擦拭：

①外侧：髋部→下肢外侧→足背。

②内侧：腹股沟→大腿内侧→内踝。

③后侧：股部→大腿后侧→腘窝→足跟。

（擦至腹股沟、腘窝处稍用力并延长停留时间，以促进散热。）

8. 观察病人有无出现寒战、面色苍白、脉搏及呼吸异常。

9. 操作后处理：擦拭完毕，根据需要更换干净衣裤，协助病人取舒适体位。整理床单位，开窗，拉开床帘或撤去屏风。用物处理。

（李先生，这次拭浴已经结束，这样卧位舒适吗？请问拭浴后您有什么不舒服吗？有没有感觉到温度稍微降下来一点了呢？我将呼叫铃放在您床旁，如有不适请按中间按钮，我也会随时过来巡视的，谢谢您的配合。）

10. 洗手，记录时间、效果、反应。

三、评分标准

操作时间：15分钟

项目	分值	操作要求	评分细则
素质要求	2	1. 着装规范（服装鞋帽整洁、不佩戴首饰）	1
		2. 指甲符合要求	1
操作前准备	9	1. 评估环境（整洁、安静、安全），操作台面清洁、干燥	2
		2. 准备用物（根据操作需要准备）	2
		3. 洗手（六步洗手法），戴口罩	2
		4. 用物放置合理，符合要求	3
操作过程	63	1. 评估病人意识状态、精神情况、自理能力、配合程度	5
		2. 评估病人皮肤情况、肢体活动能力、有无感觉障碍及过敏史	5
		3. 解释温水拭浴或乙醇拭浴的目的及过程	5

续表

项目	分值	操作要求	评分细则
操作过程	63	4. 核对病人床头卡、手腕带、姓名	5
		5. 安置病人于舒适体位，暴露拭浴部位	7
		6. 毛巾拧至半干，缠于手上成手套状	7
		7. 离心方向拭浴	7
		8. 按顺序拭浴	5
		9. 每侧拭浴时间超过 3 分钟	7
		10. 全过程在 20 分钟以内	5
		11. 重点部位予停留，拭浴时注意观察病人反应	5
操作后	18	1. 整理床单位，开窗，拉开床帘或撤去屏风	4
		2. 协助病人取舒适卧位	5
		3. 整理用物	4
		4. 洗手，脱口罩，记录时间、效果、反应	5
操作整体评价	8	整体操作流程熟练、观察病情仔细，操作中体现对病人的关爱	8
总分	100		

四、注意事项

1. 拭浴过程中注意观察局部皮肤情况及病人反应。

2. 胸前区、腹部、后颈、足底为拭浴的禁忌部位。新生儿及血液病高热病人禁用乙醇拭浴。

3. 拭浴时，以拍拭方式进行，避免用摩擦方式，因摩擦易生热。

4. 拭浴不超过 20 分钟，避免病人受凉。

项目三十三 热疗技术操作流程及评分标准 ▷▷▷▷

··

一、目的

热湿敷法是利用高于人体温度的物质作用于人体表面，引起皮肤或脏器血管的扩张，改变机体各系统血液循环和新陈代谢，达到治疗目的的护理技术。

二、操作分解流程

（一）案例

王某，男，30岁，因颅脑外伤于2017年5月20日15：30入院，予甘露醇静脉滴注，约30分钟后左上肢沿静脉走向出现条索状红线，局部组织发红、疼痛、肿胀。

任务：病人出现左上肢静脉炎，遵医嘱予50%硫酸镁局部湿热敷，bid。

（二）评估

1. 核对医嘱

接到医嘱，核对医嘱准确无误。

2. 评估环境

病室光线充足、安静、安全、整洁。根据需要遮挡病人。

3. 评估病人

携带病历，治疗车推至病床前，核对病人床号和姓名，解释热湿敷的目的和过程，评估病人的年龄、病情、治疗情况、意识状态、局部皮肤状况、有无伤口、有无感觉障碍、对热的耐受程度、心理状态、活动能力及配合程度，以取得病人的合作。

（先生，您好，我是您的责任护士小王，请问您的床号、姓名是什么？我核对一下您的手腕带。因为您在输液过程中出现了静脉红肿、疼痛，所以遵医嘱给您进行硫酸镁热湿敷，可以帮助您缓解疼痛和血管红肿的情况，整个过程不会有疼痛感，请问您可以配合我吗？请问您平时对温度的敏感程度怎么样呢？好的，那我为您检查一下您的手部皮肤情况及手部活动情况。请您稍等一下，我去准备用物。）

（三）操作者准备

衣帽穿戴整洁，修剪指甲，洗手，戴口罩，必要时穿无菌衣、戴无菌手套。

（四）准备、检查物品

序号	物品名称	数量	检查内容
1	凡士林	1	在有效期内，包装完好无破损
2	无菌纱布	1	在有效期内，包装完好，无漏气
3	敷布	2	清洁、干燥
4	持物钳	2	清洁、干燥
5	一次性治疗巾	1	在有效期内，无破损
6	无菌棉签	1	在有效期内，包装完好，无漏气
7	治疗碗	1	清洁、干燥
8	小橡胶单	1	清洁、干燥
9	治疗盘	1	清洁、干燥
10	干毛巾	1	清洁、干燥
11	弯盘	1	清洁、干燥
12	治疗车	1	清洁、干燥（配生活垃圾桶、医疗垃圾桶）
13	速干手消毒剂	1	在有效期内
14	记录卡	3	清洁
15	笔	1	功能完好
16	挂表	1	功能完好
17	水温计	1	功能完好

（五）操作流程

用物准备好了，现在开始操作吧！

1. 核对解释

推治疗车至病室，核对病人床号、床尾卡→推治疗车与床旁桌成 45°角，询问病人床号、姓名，核对手腕带。

（先生，您好！请您再次告知我您的姓名、床号，我核对一下您的手腕带。）

2. 安置体位

协助病人取舒适卧位，暴露热湿敷部位。

（王先生，您这样睡着舒服吗？还需要我帮您调试一下您的体位吗？）

3. 涂抹凡士林

将一次性治疗巾与小橡胶单垫于热湿敷部位下方，用凡士林涂抹热湿敷部位，上盖一层纱布。

4. 测试水温

将热水倒入治疗碗中，用水温计测试水温（50~60℃）。

5. 操作步骤

将敷布浸入热水中，持物钳夹起拧至半干（以不滴水为宜），在腕部掌侧试温，不感到烫手为宜，抖开敷布敷于患处。

（王先生，现在开始操作了，这个温度您能承受吗？如果有什么不适请您告知我。）

6. 更换敷布

2~3分钟更换一次敷布，共敷15~20分钟。

7. 结束热敷

热湿敷结束后，撤掉敷布和纱布，擦去凡士林。

8. 整理记录

清理用物（治疗巾、纱布丢于医疗垃圾桶），整理床单位，嘱病人取舒适体位。

（王先生，操作已经完成，请您再次告知我您的姓名、床号，我核对一下您的手腕带，谢谢您的配合，祝您早日康复。）

记录热湿敷时间、病人热湿敷后局部皮肤情况等。

三、评分标准

操作时间：15分钟

项目	分值	操作要求	评分细则
素质要求	5	1. 着装规范（服装鞋帽整洁、不佩戴首饰）	3
		2. 指甲符合要求	2
操作前准备	29	1. 环境整洁、安静、安全	2
		2. 核对病人身份信息，准确无误	3
		3. 向病人解释操作目的，让病人理解目的	3
		4. 取得病人合作，让病人有安全感	3
		5. 病人体位舒适、注意保暖、遮挡隐私	3
		6. 选择正确热敷位置，避开注射部位或皮肤破溃处	5
		7. 评估病人意识状态、精神情况、自理能力、配合程度、皮肤情况、肢体活动能力、有无感觉障碍及对热的耐受	5
		8. 洗手，戴口罩	2
		9. 用物准备时间3分钟，正确评估用物，备齐物品，放置合理	3

续表

项目	分值	操作要求	评分细则
操作过程	44	1. 核对病人床头卡、手腕带、姓名	3
		2. 安置病人于舒适体位，暴露热湿敷部位	3
		3. 涂抹凡士林于热湿敷部位，盖一层纱布	6
		4. 用水温计测试水温	5
		5. 用持物钳拧敷布至半干	6
		6. 用腕部掌侧试温，不感到烫	5
		7. 密切观察病人反应，并询问病人感受	3
		8. 2~3 分钟更换一次敷布	5
		9. 撤去敷布和纱布，并擦去凡士林	2
		10. 再次核对并签字，交代注意事项	3
		11. 内容通俗易懂、有针对性，沟通有效（前、中、后）	3
操作后	14	1. 协助病人取舒适的体位	3
		2. 再次查对病人床号、姓名、手腕带	3
		3. 用物处理恰当，手卫生	2
		4. 整理床单位，嘱病人休息片刻，清理用物	3
		5. 洗手，脱口罩，记录热温敷时间和观察病人反应等	3
操作整体评价	8	整体操作流程熟练、语言表达准确、注意事项交代清楚	8
总分	100		

四、注意事项

1. 注意观察局部皮肤的颜色及全身情况，以防烫伤。

2. 伤口部位做热湿敷，应按无菌技术操作进行，热湿敷结束后，按换药法处理伤口。

3. 面部热湿敷者，30 分钟后方能外出，以防感冒。

4. 热敷时注意观察局部皮肤的颜色变化，每 10 分钟查看一次局部皮肤颜色。及时更换敷布，防止烫伤。

5. 对有低温烫伤史的病人，为避免低温烫伤，水温一般低于 44℃。

6. 如到远处夹取无菌物品，应同时搬移无菌持物钳和浸泡容器，以免无菌持物钳在空气中暴露过久而污染。

项目三十四　心肺复苏技术操作流程及评分标准 ▷▷▷

一、目的

心肺复苏又称徒手心肺复苏，指不用任何设施而保证气道通畅，支持呼吸和循环，维持病人的脑、心和其他组织的供氧，维持生命。

二、操作分解流程

（一）案例

张某，男，52岁。因冠心病入院，护士巡视时发现病人突然出现抽搐，意识丧失，颈动脉搏动消失。

任务：立即进行心肺复苏。

（二）评估

环境宽敞、明亮、安全。

（三）操作者准备

衣帽穿戴整洁。

（四）准备、检查物品

序号	物品名称	数量	检查内容
1	血压计	1	袖带长宽合适，橡胶管无老化、连接良好、无漏气，水银汞柱刻度清晰，完好无破损
2	听诊器	1	橡胶管连接良好、膜部完好无破损、传导良好
3	手电筒	1	功能完好
4	纱布数块	2	清洁、干燥
5	弯盘	1	清洁、干燥

续表

序号	物品名称	数量	检查内容
6	胸外按压木板	1	功能完好
7	脚踏凳	1	功能完好
8	治疗盘	1	清洁、干燥
9	治疗车	1	清洁、干燥（配生活垃圾桶、医疗垃圾桶）
10	速干手消毒剂	1	在有效期内
11	记录卡	3	清洁
12	笔	1	功能完好
13	挂表	1	功能完好

（五）操作流程

用物准备好了，现在开始操作吧！

1. 判断与呼救

①快速判断病人有无意识，轻拍病人肩部，呼叫病人无反应，即可判断为意识丧失，观看病人呼吸情况，触摸颈动脉搏动（触摸喉结旁开1~2cm胸锁乳突肌凹陷处），若意识丧失伴颈动脉搏动消失，即可判断为心脏骤停。此项判断在10秒内完成。②立即通知医生张某需要抢救，准备抢救车、除颤仪。记录抢救时间。

2. 安置体位

迅速将病人去枕仰卧于硬板床上或地上，如为软床，在病人背部垫一块心肺复苏板，头、颈、躯干在同一轴线上，身体无扭曲，双手放于身体两侧。

3. 胸外心脏按压（C）

①暴露病人胸腹部，松开衣扣、腰带。②按压部位为病人胸骨中下1/3交界处。③抢救者将一手掌根部紧贴在按压区上，另一手掌根部重叠放于其手背上，两手手指交叉抬起，双臂伸直，垂直按压，使胸骨下陷5~6cm，每次按压后使胸廓完全反弹，放松时手掌不能离开胸壁，按压频率100~120次/分。④胸外按压与人工呼吸比例为30∶2。

4. 开放气道（A）

判断病人颈部有无损伤，将病人头偏向一侧，一手固定下颌，另一手用示指将异物抠出，可用纱布缠绕手指或戴指套，清除口鼻分泌物、呕吐物、异物，取下活动性义齿。

开放气道有以下三种方法：

（1）仰头举颏法

将一手置于病人前额，向下、后推动病人头部，使其头部后仰，另一手的示指与中指置于下颌骨近下颏，抬起下颏。举颏时两手指勿压迫颏下软组织，以免压迫气道，适度上举下颏，以免口腔闭合。成人头部后仰的程度为下颌角、耳垂间连线与地面垂直为宜。

（2）仰头抬颈法

无颈部损伤时可采用。病人平卧，一手置于病人前额，另一手抬起病人的颈部使其头后仰来畅通气道。

（3）托下颌法

病人去枕平卧，抢救者位于病人头侧，两肘置于病人背部同一水平面上，用双手托起病人两侧下颌角使头后仰，下颌角前移，即可打开气道，同时两拇指将下唇下拉，使口腔通畅。此法适用于怀疑颈部损伤的病人，不会因颈部动作加重颈部损伤。

5. 人工呼吸（B）

口对口人工呼吸：将病人头后仰，用拇指、示指捏住病人鼻孔，深吸一口气，用双唇包住病人口部，用力吹气至病人胸部抬起。吹气完毕，操作者将头偏向一侧，吸气，同时松开病人鼻孔。当病人牙关紧闭不能张口或口腔有严重损伤时，可改用口对鼻人工呼吸。抢救婴幼儿时，因婴幼儿口鼻开口均较小，位置又很靠近，可进行口对口鼻人工呼吸。

6. 判断复苏效果

操作5个循环后，判断并报告复苏效果。按压有效性判断：①颈动脉恢复搏动。②自主呼吸恢复。③散大的瞳孔缩小，对光反射存在。④收缩压大于60mmHg。⑤面色、口唇、甲床和皮肤色泽转红，病人出现反射、挣扎和躁动（记录复苏时间）。

7. 整理记录

整理用物，分类放置，洗手，记录病人病情变化和抢救情况。

三、评分标准

操作时间：5分钟

项目	分值	操作要求	评分细则
素质要求	6	1. 修剪指甲，服装整洁	3
		2. 评估环境（安静、整洁、舒适、安全）	3
操作过程	80	1. 判断与呼救	
		（1）判断意识，在5秒内完成，报告结果	4
		（2）同时判断呼吸、大动脉搏动，在5~10秒内完成，报告结果	4
		（3）确认病人意识丧失，立即呼叫，记录抢救时间	2
		2. 安置体位	
		（1）将病人安置于硬板床上，取仰卧位	2
		（2）去枕，头、颈、躯干在同一轴线上	2
		（3）双手放于两侧，身体无扭曲（口述）	2
		3. 心脏按压（C）	
		（1）抢救者立于病人右侧	2
		（2）解开衣领、腰带，暴露病人胸腹部	3
		（3）按压部位：两乳头连线中点	5

续表

项目	分值	操作要求	评分细则
操作过程	80	（4）按压方法：两手掌根部重叠，手指翘起不接触胸壁，上半身前倾，两臂伸直，垂直向下用力	5
		（5）按压幅度：胸骨下陷5~6cm	5
		（6）按压频率：100~120次/分	5
		4. 开放气道（A）	
		（1）检查口腔，清除口腔异物	2
		（2）取出活动义齿（口述）	2
		（3）判断颈部有无损伤，根据不同情况采取合适的方法开放气道	4
		5. 人工呼吸（B）	
		（1）捏住病人鼻孔	2
		（2）深吸一口气，用力吹气，直至病人胸廓抬起（潮气量500~650mL）	5
		（3）吹气毕，观察胸廓情况	3
		（4）连续2次	5
		（5）按压与人工呼吸之比为30∶2，连续5个循环	4
		6. 判断复苏效果	
		（1）颈动脉恢复搏动	2
		（2）自主呼吸恢复	2
		（3）散大的瞳孔缩小，对光反射存在	2
		（4）收缩压大于60mmHg	2
		（5）面色、口唇、甲床和皮肤色泽转红	2
		（6）病人出现反射、挣扎和躁动，记录复苏时间	2
操作后	6	1. 整理用物，分类放置	2
		2. 洗手（六步洗手法）	2
		3. 记录病人病情变化和抢救情况	2
操作整体评价	8	程序正确，操作规范，动作熟练	8
总分	100		

四、注意事项

1. 疑有头颈、脊椎外伤者不宜抬颈或搬动，以免脊椎损伤。
2. 做人工呼吸时要确保呼吸道通畅，吹起后，迅速将头转向病人胸的方向，避免吸入病人呼出的高浓度二氧化碳，同时观察病人的呼吸情况。

3. 胸外按压时力度要适宜，位置、手法要正确，两手手指不能触及病人胸壁，按压至最深处要稍做停顿，抬手时不可离开胸壁，以免移位。

4. 实施复苏中要准确评估病人情况，如意识状态、自主呼吸、皮肤黏膜温度及颜色变化、大动脉搏动、瞳孔变化等。

项目三十五　氧气筒氧气吸入技术操作流程及评分标准 ▷▷▷▷

一、目的

纠正各种原因造成的缺氧状态，提高动脉血氧分压和动脉血氧饱和度，增加动脉血氧含量。

二、操作分解流程

（一）案例

张某，女，58 岁，因咳嗽，伴呼吸急促入院，查体：面色发绀，呼吸困难，体温 37.2℃，脉搏 106 次/分，呼吸 30 次/分，血压 150/95mmHg，SpO_2 85%。遵医嘱予一级护理、氧气吸入。

任务：遵医嘱予氧气吸入，告知吸氧过程的注意事项。

（二）评估

1. 病室光线充足、安静、安全、无火源及热源等。
2. 评估病人的年龄、病情、意识状况、合作程度及缺氧程度。
3. 评估病人的鼻腔黏膜有无异常、鼻腔有无阻塞等。

（三）操作者准备

着装整洁，洗手，戴口罩。

（四）准备、检查物品

序号	物品名称	数量	检查内容
1	氧气表	1	外观完整，刻度清晰，功能良好
2	湿化瓶	1	包装完整无破损，在有效期内
3	氧气筒扳手	1	功能完好

序号	物品名称	数量	检查内容
4	棉签	1	在有效期内，无漏气
5	一次性双腔氧气管	1	包装完整无破损，挤压无漏气，在有效期内
6	纱布	1	包装完整无破损，挤压无漏气，在有效期内
7	治疗碗	1	清洁、干燥
8	安全别针	1	功能完好
9	吸氧记录单	1	完好
10	冷蒸馏水	1	清洁
11	治疗车	1	清洁（配生活垃圾桶、医疗垃圾桶）
12	速干手消毒剂	1	在有效期内
13	笔	1	功能完好
14	挂表	1	功能完好
15	治疗盘	1	清洁、干燥
16	手电筒	1	功能良好
17	氧气筒	1	在备用状态，挂有"满"标识、"四防"标识，牢固

（五）操作流程

用物准备好了，现在开始操作吧！

1. 核对解释

携用物至病人床旁，认真核对病人床号、姓名并做好解释。

（女士，您好！我是您的责任护士小林，请问您的床号、姓名是什么？我核对一下您的手腕带。为了改善您的缺氧状态，根据医嘱需要给您上氧。我为您检查一下您的鼻腔情况，您的鼻腔黏膜完好，请让我检查一下您的鼻腔通气情况，请吸气，呼气，您的通气情况良好。您先休息一下，我去准备用物。）

2. 安置体位

协助病人取坐位或半坐卧位，无法坐起者取仰卧位。

（女士，您好！请您再次告知我您的姓名、床号，请让我核对一下您的手腕带。为了便于吸氧，我扶您坐起来好吗？）

3. 安装吸氧装置

（1）吹尘

打开总开关，用氧气吹氧气瓶口，迅速关好总开关，避免灰尘进入氧气表。

（2）上表

左手固定氧气瓶压力表，右手持扳手旋紧螺帽，装好后氧气表与地面垂直。

（3）安装

将湿化瓶（内盛 1/3~1/2 冷蒸馏水）安装到流量表上，关闭流量表。

（4）检查

确认流量表处于关闭状态，打开总开关，再打开流量表的调节阀，检查氧气是否通畅、有无漏气。再关闭流量表，备用。

4. 清洁鼻腔

用湿棉签清洁两侧鼻腔。

（张女士，我帮您清洁一下您的鼻腔。）

5. 连接调节

将吸氧管与流量表连接，先开流量表调节阀，确定氧气流出通畅后，调节至所需氧流量。根据医嘱调节氧流量（轻度缺氧每分钟 1~2L，中度缺氧每分钟 2~4L，重度缺氧每分钟 4~6L）。

6. 检查润管

将鼻导管放入清洁水中湿润，检查是否通畅。

（张女士，现在准备给您上氧，请您不要紧张。）

7. 插管固定

将鼻导管轻轻插入病人两侧鼻腔，导管环绕在病人耳部，调节松紧度，用安全别针固定于同侧大单、枕头或衣领。

8. 整理

交代注意事项，协助病人取舒适体位，整理床单位。

（张女士，氧气已经给您上好，请您和您的家人不要随意调节氧流量。请别在病室内抽烟，我将呼叫铃放在您床旁，有事请按中间按钮，我也会随时过来巡视的，谢谢您的配合。）

9. 洗手记录

洗手，脱口罩，记录吸氧的时间、氧流量或氧浓度、病人用氧后呼吸改善情况。

10. 拔管停氧

（1）用物准备

治疗盘、纱布、弯盘等。

（2）核对解释

携用物至病人床旁，核对病人信息，并解释停氧原因。

（女士，您好。请问您的床号、姓名是什么？我核对一下您的手腕带。您的口唇、甲床颜色比吸氧前要红润一些，您的缺氧状况是有所改善的，遵医嘱给您停氧，请您配合。）

（3）拔管

将弯盘放于病人颌下，拔出鼻导管，用纱布清洁鼻腔及面部。

（4）卸氧气装置

①放余气：关闭总开关，打开流量表的调节阀，放出余氧，再关闭流量表调节阀，卸下湿化瓶。

②卸表：一手持表，另一手用扳手旋松氧气表的螺帽，将表卸下。

11. 整理

帮病人取舒适体位，整理床单位，确认病人无需要后离开。

（张女士，氧气已经给您停用，我也会随时过来巡视的，如有不适请您按铃呼叫我，谢谢您的配合。）

12. 洗手、记录

洗手，脱口罩。记录停氧时间及病人病情等。

三、评分标准

操作时间：15 分钟

项目	分值	操作要求	评分细则
素质要求	2	1. 着装规范（服装鞋帽整洁、不佩戴首饰）	1
		2. 指甲符合要求	1
操作前准备	15	1. 评估环境（整洁、安静、安全），操作台面清洁、干燥	2
		2. 准备用物（根据操作需要准备）	2
		3. 洗手（六步洗手法），戴口罩	2
		4. 准备用物：治疗盘、治疗碗（内盛少量冷开水）、一次性双腔鼻导管、湿化瓶（内盛 1/3~1/2 的冷开水/蒸馏水，并注明日期）、氧气流量表、用氧记录单、笔、手电筒、安全别针、棉签、治疗车	6
		5. 用物放置合理，符合要求	3
操作过程	65	1. 核对病人信息（床号、姓名、住院号）、手腕带，评估病人（鼻腔状况、通气功能、缺氧程度），并解释	3
		2. 检查、清洁鼻腔：检查鼻腔情况，用棉签蘸清水清洁鼻腔	5
		3. 安装吸氧装置	
		（1）吸尘/清尘：打开总开关，用氧气吹氧气瓶口，迅速关好总开关，避免灰尘进入氧气表	2
		（2）安装流量表：左手固定氧气瓶压力表，右手持扳手旋紧螺帽，装好后氧气表与地面垂直	3
		（3）检查吸氧装置：打开流量表开关，检查吸氧装置是否通畅	3
		4. 给氧	
		（1）连接鼻导管：将鼻导管连接在流量表上	4
		（2）调节流量：遵医嘱调节氧流量	4
		（3）检查、润管：将鼻导管双腔部分伸入清水中湿润，检查是否通畅	6
		（4）插管、固定：将鼻导管双腔轻轻插入病人鼻腔，经双耳固定	7

项目	分值	操作要求	评分细则
操作过程	65	5. 记录：记录给氧时间及流量，签名，将用氧记录单挂于适当处并向病人及家属交代用氧注意事项（流量、四防、进餐、用鼻吸气嘴呼气）	6
		6. 整理床单位，询问病人需要	2
		7. 正确处理用物，洗手，脱口罩	2
		8. 巡视观察：观察病人的病情及氧疗效果、导管是否脱落、给氧通道是否通畅等	3
		9. 停氧	
		（1）核对解释：再次核对，评估病人吸氧效果。根据病人病情解释停止吸氧的原因，取得病人的理解配合	3
		（2）拔出鼻导管，清洁鼻腔及面部	8
		（3）卸吸氧装置：关流量表，放余气。卸下氧气表，分离流量表与湿化瓶	4
操作后	10	1. 协助病人取舒适卧位，整理床单位	2
		2. 用物处理：一次性鼻导管按医疗垃圾处理，流量表、湿化瓶消毒备用	5
		3. 洗手，脱口罩。记录停氧时间和病人病情	3
操作整体评价	8	整体操作流程熟练、语言表达准确	8
总分	100		

四、注意事项

1. 严格遵守操作规程，注意用氧安全，做好"四防"，即防震、防火、防热、防油。

（1）在搬运氧气筒时，避免倾倒，勿撞击，以防爆炸。

（2）氧气筒应放在阴凉处，在筒的周围严禁烟火和放置易燃品，距火炉至少 5m，距暖气至少 1m。

（3）氧气表及螺旋口上勿涂油，也不可用带油的手装卸，以免引起燃烧。

2. 使用氧时，应先调节氧流量，再插管应用；停用氧时，应先拔管，再关氧气开关；中途改变氧流量时，应先将氧气管取下，调节好氧流量后再接上，以免因开错开关，使大量气体突然冲入呼吸道而损伤肺组织。

3. 用氧过程中，应密切观察病人缺氧症状有无改善，定时测量脉搏、血压，观察其精神状态、皮肤颜色及温度、呼吸方式等；还可测定动脉血气分析判断疗效，以便选择适当的用氧浓度。

4. 氧气筒内氧气不可用尽，当压力表指针降至 0.5MPa 时，即不可再用，以防灰尘进入，再次充气时发生爆炸。

5. 对已用空和未用的氧气筒，应分别挂"空"或"满"的标志，以方便及时调换氧气筒，以免急用时因搬错氧气筒而影响抢救速度。

项目三十六　中心供氧氧气吸入技术操作流程及评分标准 ▷▷▷▷

一、目的

氧气吸入是指针对各种原因造成缺氧的病人，通过吸氧来纠正缺氧状态，提高动脉血氧分压（PaO_2）和动脉血氧饱和度（SaO_2），增加动脉血氧含量（CaO_2），促进组织的新陈代谢，维持机体生命活动。

二、操作分解流程

（一）案例

林某，男，63岁，诊断为慢性支气管炎、肺源性心力衰竭。查体：神志清楚、躁动不安、张口呼吸、大汗淋漓、口唇发绀。体温 37.1℃，呼吸 26 次/分，脉搏 122 次/分，血压 120/76mmHg，$SpO_2$78%。遵医嘱为该病人上氧。

任务：今日为病人入院第 1 天，现遵医嘱为该病人上氧。

（二）评估

环境宽敞、清洁，操作前 30 分钟停止清扫，减少走动，避免尘土飞扬。治疗台面无灰尘。治疗室每日用紫外线灯照射消毒 1 次。

（三）操作者准备

衣帽穿戴整洁，修剪指甲，洗手，戴口罩。

（四）准备、检查物品

序号	物品名称	数量	检查内容
1	治疗盘	1	清洁、干燥
2	治疗碗	1	内盛少量冷开水
3	一次性单腔鼻导管	1	包装完好，在有效期内

续表

序号	物品名称	数量	检查内容
4	湿化瓶	1	内装 1/3~1/2 蒸馏水或冷开水并注明日期
5	氧气流量表	1	功能完好
6	胶布	1	完好
7	用氧记录单	1	完好
8	手电筒	1	功能完好
9	棉签	1	包装完好，在有效期内
10	笔	1	功能完好
11	治疗车	1	清洁、干燥（配生活垃圾桶、医疗垃圾桶、快速手消毒剂）

（五）操作流程

用物准备好了，现在开始操作吧！

1. 核对解释

核对医嘱、执行单和病人信息（床号、姓名、性别、住院号），再次强调吸氧安全、注意事项及配合要点。

2. 安全与舒适

环境清洁、安静，病人体位舒适。

3. 准备用物

洗手，戴口罩。检查一次性单腔鼻导管、治疗盘、治疗碗（内盛少量冷开水）、湿化瓶（内装 1/3~1/2 的冷开水/蒸馏水，并注明日期）、氧气流量表、胶布、用氧记录单、笔、手电筒、棉签，合理放置于治疗车上层，另备速干手消毒剂，医疗、生活垃圾桶。

4. 核对解释

推治疗车至病室，治疗车与床尾成 45°角，核对病人床号、床尾卡→推治疗车与床旁桌成 45°角，询问病人床号、姓名，核对手腕带。

5. 安置体位

协助病人取半坐卧位或自觉舒适体位。

6. 检查、清洁鼻腔

检查鼻腔情况，用棉签蘸清水清洁鼻腔。

7. 检查、安装氧气装置

（1）吸尘/清尘

揭下中心供氧装置的氧气通道保护塞，向下按氧气通道释放少量氧气吹尘或用棉签蘸清水清洁通道口。

（2）安装流量表

将湿化瓶（内盛 1/3~1/2 的蒸馏水或冷开水）安装在流量表上，再将流量表插入中心供氧装置的氧气通道。

（3）检查吸氧装置

打开流量表开关，检查吸氧装置是否通畅。

8. 给氧

（1）连接鼻导管：将鼻导管连接在流量表上。

（2）调节流量：遵医嘱调节氧流量。

（3）检查、润管：将鼻导管单腔部分伸入清水中湿润，检查是否通畅。

（4）插管、固定：将鼻导管单腔轻轻插入病人鼻腔，经耳固定。

（5）告知：详细告知病人及家属安全用氧的重要性及注意事项。

（6）洗手记录：洗手，记录用氧的时间、氧流量或氧浓度、病人的用氧反应。

（7）巡视观察：观察病人的病情及氧疗效果、导管是否脱落、给氧通道是否通畅等。

（8）停氧。

三、评分标准

操作时间：15 分钟

项目	分值	操作要求	评分细则
素质要求	2	1. 着装规范（服装鞋帽整洁、不佩戴首饰）	1
		2. 指甲符合要求	1
操作前准备	15	1. 评估环境（整洁、安静、安全），操作台面清洁、干燥	2
		2. 准备用物（根据操作需要准备）	2
		3. 洗手（六步洗手法），戴口罩	2
		4. 准备用物：治疗盘、治疗碗（内盛少量冷开水）、一次性单腔鼻导管、湿化瓶（内盛1/3~1/2的冷开水/蒸馏水，并注明日期）、氧气流量表、胶布、用氧记录单、笔、手电筒、棉签、治疗车	6
		5. 用物放置合理，符合要求	3
操作过程	65	1. 核对病人信息（床号、姓名、住院号）、手腕带，评估病人（鼻腔状况、通气功能、缺氧程度），并解释	3
		2. 检查、清洁鼻腔：检查鼻腔情况，用棉签蘸清水清洁鼻腔	5
		3. 安装吸氧装置	
		（1）吸尘/清尘：揭下中心供氧装置的氧气通道保护塞，向下按氧气通道释放少量氧气吹尘或用棉签蘸清水清洁通道口	2
		（2）安装流量表：将湿化瓶（内盛1/3~1/2的蒸馏水或冷开水）安装在流量表上，再将流量表插入中心供氧装置的氧气通道口	3

续表

项目	分值	操作要求	评分细则
操作过程	65	（3）检查吸氧装置：打开流量表开关，检查吸氧装置是否通畅	3
		4. 给氧	
		（1）连接鼻导管：将鼻导管连接在流量表上	4
		（2）调节流量：遵医嘱调节氧流量	4
		（3）检查、润管：将鼻导管单腔部分伸入清水中湿润，检查是否通畅，取出后用棉签擦干	6
		（4）插管、固定：将鼻导管单腔轻轻插入病人鼻腔，经耳固定	7
		5. 记录：记录给氧时间及流量，签名，将用氧记录单挂于适当处并向病人及家属交代用氧注意事项（流量、四防、进餐、用鼻吸气嘴呼气）	6
		6. 整理床单位，询问病人需要	2
		7. 正确处理用物，洗手，脱口罩	2
		8. 巡视观察：观察病人的病情及氧疗效果、导管是否脱落、给氧通道是否通畅等	3
		9. 停氧	
		（1）核对解释：再次核对，评估病人吸氧效果。根据病人病情解释停止吸氧的原因，取得病人的理解配合	3
		（2）拔出鼻导管，清洁鼻腔及面部	8
		（3）卸吸氧装置：关流量表，取下氧气表，分离氧气管与湿化瓶	4
操作后	10	1. 协助病人取舒适卧位，整理床单位	2
		2. 用物处理：一次性鼻导管按医疗垃圾处理，流量表、湿化瓶消毒备用	5
		3. 洗手，脱口罩。记录停氧时间和病人病情	3
操作整体评价	8	整体操作流程熟练、语言表达准确、无菌观念强	8
总分	100		

四、注意事项

1. 严格遵守操作规程，注意用氧安全，切实做好"四防"，即防震、防火、防油、防热。周围严禁烟火和放置易燃品,至少距火炉 5m、暖气 1m。

2. 保持呼吸道通畅,注意气道湿化。保持吸氧管路通畅,无打折、分泌物堵塞或扭曲。

3. 用面罩吸氧时,检查面部、耳郭皮肤受压情况。

4. 吸氧时先调节好氧流量再插入鼻塞;停氧时先取下鼻塞或面罩,再关闭氧流量表,以免大量氧气突然冲入呼吸道而损伤肺组织。

5. 持续用氧者,每日更换鼻导管和湿化瓶 1~2 次,并由另一鼻孔插入。

6. 新生儿吸氧应严格控制用氧浓度和用氧时间。

项目三十七　雾化吸入技术操作流程及评分标准 ▷▷▷▷

一、目的

1. 湿化气道

常用于呼吸道湿化不足、痰液黏稠、气道不畅者，也可作为气管切开术后常规治疗手段。

2. 控制感染

消除炎症，控制呼吸道感染。常用于咽喉炎、支气管扩张、肺炎、肺脓肿、肺结核等病人。

3. 改善通气

解除支气管痉挛，保持呼吸道通畅。常用于支气管哮喘等病人。

4. 祛痰镇咳

减轻呼吸道黏膜水肿，稀释痰液，帮助祛痰。

二、操作分解流程

（一）案例

田某，女，30岁，患慢性支气管炎3年，1周前受凉后，咳嗽咳痰加重，痰液黏稠不易咳出，活动后即感胸闷、气喘、乏力。查体：口唇发绀，体温39.2℃，脉搏88次/分，呼吸26次/分，血压130/90mmHg。病人焦虑。医嘱予0.9%氯化钠注射液30mL+盐酸溴环己胺醇30mg雾化吸入，bid。

任务：遵医嘱为田某进行雾化吸入。

（二）评估

环境清洁、安静、光线充足、温/湿度适宜。

（三）操作者准备

衣帽整洁，修剪指甲，洗手，戴口罩。

（四）准备、检查物品

序号	物品名称	数量	检查内容
1	超声雾化吸入器	1	各部件是否完好，有无松动、脱落等异常情况
2	水温计	1	外观是否完好，有无破损及断裂，刻度是否清晰
3	弯盘	1	清洁、干燥
4	冷蒸馏水	1	名称、标签清晰、有效期、瓶口无松动、瓶身无裂痕、对光检查"四无"（无沉淀、无变色、无絮状物、无浑浊）
5	0.9%氯化钠注射液	1	名称、标签清晰、有效期、瓶口无松动、瓶身无裂痕、对光检查"四无"（无沉淀、无变色、无絮状物、无浑浊）
6	药液	遵医嘱	名称、标签清晰、有效期、瓶口无松动、瓶身无裂痕、对光检查"四无"（无沉淀、无变色、无絮状物、无浑浊） 药液：①抗生素：常用庆大霉素、卡那霉素等控制呼吸道感染。②平喘药：常用氨茶碱、沙丁胺醇（舒喘灵）等解除支气管痉挛。③祛痰药：常用 α-糜蛋白酶等稀释痰液，帮助祛痰。④糖皮质激素：常用地塞米松等减轻呼吸道黏膜水肿
7	注射器	1	包装完好无破损，挤压无漏气，在有效期内
8	治疗车	1	清洁、干燥（配生活垃圾桶、医疗垃圾桶、锐器盒）
9	速干手消毒剂	1	在有效期内
10	挂表	1	功能完好
11	记录卡	1	清洁
12	笔	1	功能完好

（五）操作流程

用物准备好了，现在开始操作吧！

1. 床边核对：核对病人的床头卡/床尾卡；询问病人床号、姓名；核对手腕带（操作前查对）。

2. 连接：连接雾化器主件及附件。

3. 加水：加冷蒸馏水于水槽内，水量视不同类型的雾化器而定，要求浸没雾化罐底部的透声膜。

4. 加药：将药液用 0.9%氯化钠注射液稀释至 30～50mL 倒入雾化罐内，检查无漏水后将雾化罐放入水槽，盖紧水槽盖。

5. 安置体位：协助病人取合适卧位。

6. 调节雾量：接通电源，打开电源开关（指示灯亮）；调整定时开关所需时间（一般每次 15～20 分钟），打开雾化开关，调节雾量（大档雾量 3L/min，中档雾量 2L/min，小档雾量 1L/min）。

7. 二次核对（操作中查对病人床号、姓名、药名、浓度、剂量、给药方法及时间）。

8. 雾化吸入：将口含嘴放入病人口中（也可用面罩），指导病人做闭口深呼吸，直至药液吸完为止（水槽内须保持有足够的冷水，如发现水温超过 50℃或水量不足，应关机，更换或加入冷蒸馏水）。

9. 再次核对（操作后查对病人床号、姓名、药名、浓度、剂量、给药方法及时间）。

10. 结束雾化：治疗完毕取下口含嘴，关闭雾化器开关，再关闭电源（连续使用雾化器时，中间需间隔 30 分钟）。

11. 协助病人擦干面部，清洁口腔。整理床单位。协助病人取舒适体位。

12. 清理用物：放掉水槽内的水，擦干水槽，将口含嘴、雾化罐、螺纹管浸泡于消毒液内 1 小时，再洗净晾干备用，医疗、生活垃圾分类放置。

13. 洗手，记录（记录雾化开始与持续时间，病人的反应及效果）。

三、评分标准

操作时间：5 分钟

项目	分值	操作要求	评分细则
素质要求	5	1. 着装规范（服装鞋帽整洁、不佩戴首饰），洗手，戴口罩	4
		2. 指甲符合操作要求	1
操作前准备	5	1. 准备用物：超声雾化吸入器、水温计、弯盘、冷蒸馏水、0.9%氯化钠注射液、药液、注射器、治疗车、医疗垃圾桶、生活垃圾桶、锐器盒、速干手消毒剂、挂表、记录卡、笔	3
		2. 用物准备时间 3 分钟	2
操作过程	80	1. 了解病人意识、身体状况及合作程度	2
		2. 了解病人痰液分泌情况	3
		3. 备齐用物，携至床旁，查对医嘱、床号/床尾卡、手腕带信息，问候病人	5
		4. 向清醒病人解释操作目的及合适的呼吸方法	4

项目	分值	操作要求	评分细则
操作过程	80	5. 舒适与安全：环境清洁、舒适、光线明亮；病人体位舒适，注意保暖	3
		6. 核对药物，检查有效期。检查注射器，抽吸药液	3
		7. 在水槽内加入冷蒸馏水，要求浸没雾化罐底部的透声膜，将药物加入雾化罐内	6
		8. 再次核对	3
		9. 接通电源，调节雾量，将口含嘴放入病人口中（或用面罩），嘱病人闭口做深呼吸	3
		10. 交代注意事项	3
		11. 在使用过程中，如发现水槽水温超过50℃，应关机更换冷蒸馏水，如发现雾化罐内液体过少，影响正常雾化时，应增加药量，但不必关机，从盖上小孔注入即可	6
		12. 指导病人学会用口吸气，用鼻呼气	3
		13. 吸入时间适宜（15~20分钟）	3
		14. 药液吸入完毕，取下口含嘴，为病人撤去超声雾化吸入装置，擦净病人面部。先关雾量开关，再关电源开关	4
		15. 叩背	
		（1）协助病人取坐位，妥善固定各种管道，在不导致受凉的情况下，尽量穿着病员服或棉质单薄衣物（或在皮肤上覆盖毛巾）。避免直接在赤裸皮肤上叩击 （2）操作者手掌合成杯状，拇指紧贴四指，用腕部力量对肺部进行有节奏的叩击，叩击由下至上，由外至内，从第十肋间隙开始向上叩击至肩部，每肺叶反复叩击1~3分钟。力度适中，以不引起病人疼痛为宜，边叩击边注意观察病人的面色并询问其感受，适时安慰、鼓励病人	16
		16. 叩击完毕，指导病人深呼吸，将痰咳出	5
		17. 协助病人取舒适卧位，交代注意事项	3
		18. 再次核对并签字	3
		19. 整理床单位及用物（各部件消毒处理方法正确）	2
操作后	2	洗手（六步洗手法），脱口罩，正确处理用物，将医疗、生活垃圾分类放置	2
操作整体评价	8	操作准确、熟练，查对规范	8
总分	100		

四、注意事项

1. 护士熟悉雾化器性能，水槽内应保持足够的水量（虽有缺水保护装置，但不可在缺水状态下长时间开机），水温不宜超过 50℃。

2. 水槽底部的晶体换能器和雾化罐底部的透声膜薄而质脆，在操作及清洗过程中，动作要轻，防止损坏。

3. 观察病人痰液排出是否困难，若因黏稠的分泌物经湿化后膨胀致痰液不易咳出时，应予以拍背以协助痰液排出，必要时吸痰。

4. 治疗过程中需加入药液时，不必关机，直接从雾化罐盖上小孔添加即可；若要加水入水槽，须关机操作。

项目三十八　气切护理技术操作流程及评分标准 ▷▷▷▷

一、目的

保持气管切口处清洁、干燥，预防切口感染，保持病人气道通畅和舒适。

二、操作分解流程

（一）案例

苏某，女，25 岁，气管切开术后第 2 天。查体：神志清楚，气管位置居中，气切处有少许渗血。遵医嘱予气管切开处敷料换药。

任务：遵医嘱予气管切开处换药。

（二）评估

病室安静、整洁、光线充足，使用隔帘或屏风遮挡病人。

（三）操作者准备

着装整洁，洗手，戴口罩。

（四）准备、检查物品

序号	物品名称	数量	检查内容
1	气切护理包	1	气切护理包（内装大小弯盘各 1 个、棉球 30 个、镊子 2 把、纱布 1 片）名称、有效日期，化学指示胶带变色，包布无破损、无潮湿
2	无菌镊子	2	包装完整无破损，在有效期内
3	治疗巾	1	清洁、干燥
4	开口纱	1	包装完整无破损，挤压无漏气，在有效期内
5	固定带	1	外观清洁，长短适宜

序号	物品名称	数量	检查内容
6	无菌剪刀或无菌刀片	2	包装完整无破损，在有效期内
7	薄膜手套	1	包装完整无破损
8	无菌手套	1	包装完整无破损，挤压无漏气，在有效期内
9	听诊器	1	橡胶管无老化，听筒传导良好
10	气囊压力表	1	清洁、干燥、功能完好
11	标签	1	清洁、干燥
12	0.9%氯化钠注射液（100mL）	1	标识清晰，瓶口无松动，瓶身无裂缝，液体对光照射符合要求，在有效期内
13	30mL注射器	1	包装完整无破损，挤压无漏气，在有效期内
14	5mL注射器	1	包装完整无破损，挤压无漏气，在有效期内
15	5%碘伏（500mL）	1	标识清晰，瓶口无松动，瓶身无裂缝，在有效期内
16	安尔碘	1	标识清晰，瓶口无松动，瓶身无裂缝，在有效期内
17	棉签	1	在有效期内，无漏气
18	治疗车	1	清洁、干燥（配生活垃圾桶、医疗垃圾桶、锐器盒）
19	治疗盘	2	清洁、干燥
20	速干手消毒剂	1	在有效期内
21	笔	1	功能完好
22	挂表	1	功能完好
23	手电筒	1	清洁、干燥、功能完好

（五）操作流程

用物准备好了，现在开始操作吧！

1. 核对医嘱

接到医嘱，核对医嘱准确无误。

2. 评估环境

病室安静、整洁、光线充足。

3. 评估病人

携带评估用物到床旁，核对病人床号和姓名，解释气切护理的目的及操作过程，以取得病人的合作。评估病人的双肺呼吸音、气管位置、口鼻腔内有无痰液、气切处敷料情况、固定带是否清洁干燥。

（女士，您好，我是您的责任护士小张，请问您的床号、姓名是什么？我核对一下您的手腕带。苏女士，您好，您做了气管切开，为了保持敷料的清洁、干燥，避免感染，根据医嘱需要为您进行气切处换药，就是用消毒棉球对您的切口处周围皮肤进行擦拭，并更换纱布及固定带。在操作过程中您可能会感觉不舒适，但我的动作会尽量轻柔，请您不要担心。现在需要您配合我做以下检查：①听诊病人双侧呼吸音是否对称，以确定气管切开导管位置正确。②依次检查病人鼻腔、口腔内情况，在换药前需要吸尽口鼻腔内痰液，避免呛咳和坠积性肺炎的发生。③确定病人气管位置居中。④检查敷料渗液情况及固定带松紧度。⑤测量气囊压力。您先休息一下，我去准备用物。）

4. 准备用物

洗手，戴口罩→检查所需用物外包装及有效期→打开气切护理包→清点包内棉球数→准备（碘伏棉球 13 个，生理盐水棉球 13 个，干湿度适宜）→1 号治疗盘内放置备好的气切包、治疗巾，2 号治疗盘内放置开口纱、固定带、标签、无菌镊子、剪刀或无菌刀片、薄膜手套、无菌手套、5mL 注射器、听诊器、气囊压力表→另备速干手消毒剂，脱器盒，医疗、生活垃圾桶。

5. 核对解释

推治疗车至病室，治疗车与床尾成 45°角，核对病人床号、床尾卡→推治疗车与床旁桌成 45°角，询问病人床号、姓名，核对手腕带。

（女士，您好，请您再次告知我您的姓名，床号，我核对一下您的手腕带。）

6. 安置体位

协助病人取舒适体位，铺治疗巾，并暴露换药部位。

（苏女士，为了便于操作，现在需要为您取一个舒适卧位，并暴露换药部位，请您配合一下好吗？）

7. 取下污染敷料

手卫生→打开无菌换药包→取弯盘置于病人右侧颈旁→将所需要用物撕放于无菌换药包内→左手戴薄膜手套，右手用镊子取下污染敷料。

（我先帮您取下污染的敷料。请您放松，别紧张！）

8. 换药

手卫生→戴无菌手套→用镊子夹取棉球进行换药→以切口为中心，擦洗时先上侧后下侧，先对侧后近侧，由内向外，上下左右交替擦洗（上侧 4 颗棉球，下侧 4 颗棉球，对侧 2 颗棉球，近侧 2 颗棉球）→第一遍使用碘伏棉球，第二遍使用生理盐水棉球→用开口纱覆盖切口→用单层盐水湿纱布覆盖套管通气口。

9. 观察反应

在换药过程当中，注意观察病人 R 及 SpO_2 情况。

（苏女士，我们现在将进行气切换药，请您放松，不要紧张！在操作过程当中，如感觉呼吸不畅请做深呼吸，有其他不适请眨眼示意我，我的动作会尽量轻柔。）

10. 更换固定带

助手协助固定气切套管→操作者使用刀片或剪刀剪下污染固定带→更换固定带后，调整其松紧度（以能插入两手指为宜）。

11. 确定气切套管位置

手卫生→听诊双肺呼吸音，顺序为对侧上肺，近侧上肺，对侧下肺，近侧下肺→对比听诊（正常呼吸音清，双侧均可闻及）。

（女士，现在我需要听诊您的双肺呼吸音以确定套管位置正确，请您配合一下！）

12. 测量气囊压力

手卫生→将气囊压力表连接套管气囊→测量压力（正常压力：$25 \sim 30 cmH_2O$）→气囊压力过低时，可直接挤压气囊压力表手柄，进行气囊充气；气囊压力过高时，使用5mL 注射器抽吸放气。

（还需要测量一下气囊压力，调整压力在合适范围，以避免黏膜的损伤。）

13. 整理记录

整理、清点用物（治疗巾丢于医疗垃圾桶内），整理床单位，协助病人取舒适卧位，核对手腕带。

（苏女士，本次气切换药操作已经结束，请问您这样卧位舒适吗？请不要用手触摸伤口敷料，避免发生切口处的感染。请您在翻身或起床活动时动作轻柔，以免导管移位及脱出。我将呼叫铃放在您床旁，有事请按铃呼叫，我也会随时过来巡视的，再次感谢您的配合，祝您早日康复！）

手卫生，拉开屏风或隔帘，开窗通风，推车回治疗室，处置用物。

洗手，脱口罩，记录换药时间、切口周围皮肤情况等。

三、评分标准

操作时间：15 分钟

项目	分值	操作要求	评分细则
素质要求	4	1. 着装规范（服装鞋帽整洁、不佩戴首饰）	2
		2. 指甲符合要求	2
操作前准备	12	1. 环境安全、安静、舒适、整洁，床旁备有吸痰用物	2
		2. 向病人做好解释工作，说明操作目的，取得病人的合作	2
		3. 听诊肺部情况、检查气囊压力和固定带松紧程度、查看套管及周围皮肤情况	2
		4. 洗手，戴口罩	2
		5. 备齐物品，放置合理	4
操作过程	71	1. 核对病人床号、姓名、手腕带	4
		2. 为病人取合适体位，充分暴露换药部位	6
		3. 打开换药包，正确放置弯盘，用无菌持物镊取下病人气管切开处敷料并置于弯盘内	6
		4. 戴无菌手套，方法正确，无污染	4
		5. 取碘伏棉球擦拭气管切开伤口周围皮肤。方法：切口周围上下共 8 个棉球，两侧托盘上下共 4 个棉球，气管导管 1 个棉球。消毒方法规范	26

项目	分值	操作要求	评分细则
操作过程	71	6. 用0.9%生理盐水棉球擦洗，消毒顺序由内向外	13
		7. 换上无菌开口纱，开口向上。固定开口纱并贴标识，用湿纱布覆盖导管开口处	6
		8. 再次听诊肺部情况，检查气囊压力、固定带松紧程度，保持固定带清洁，必要时更换	6
操作后	5	1. 正确处理用物	3
		2. 洗手（六步洗手法），脱口罩	2
操作整体评价	8	整体操作流程熟练、语言表达准确、无菌观念强	8
总分	100		

四、注意事项

1. 换药前先评估病人，如果有痰，应充分吸尽痰液（包括气道、口鼻腔），保持气道通畅。

2. 消毒时遵循无菌技术操作原则。碘伏消毒顺序：清洁伤口（气切3天以内的伤口）由内向外消毒，污染伤口（气切3天以上的伤口）由外向内消毒。生理盐水棉球消毒顺序均由内向外。

3. 根据病人气管切开伤口情况选择敷料。安置开口纱时，不能过度牵拉托盘及固定带，以免造成病人不适或气管导管脱出。

4. 每天换药至少1次，保持伤口敷料及固定带清洁、干燥。

项目三十九　吸痰护理技术操作流程及评分标准 ▷▷▷▷

一、目的

1. 清除呼吸道分泌物，保持呼吸道通畅。改善肺通气，促进呼吸功能。预防窒息、吸入性肺炎等并发症。

2. 取痰标本做痰培养和药敏试验，以协助诊断和治疗。

二、操作分解流程

（一）案例

李某，男，65岁，因颅脑外伤住院治疗，病人呼吸道内有大量痰液无法咳出，而且痰液比较黏稠。

任务：护士正确实施吸痰护理。

（二）评估

室温适宜，光线充足，环境清洁、安静。

（三）操作者准备

着装整洁，洗手，戴口罩。

（四）准备、检查物品

序号	物品名称	数量	检查内容
1	盖罐	2	试吸罐和冲洗罐，内盛无菌生理盐水
2	一次性无菌吸痰管	数根	无菌
3	无菌纱布	1	无菌
4	无菌血管钳	1	无菌
5	无菌镊	1	无菌

序号	物品名称	数量	检查内容
6	弯盘	1	清洁、干燥
7	无菌手套	1	包装无破损，挤压无漏气，在有效期内
8	压舌板	1	清洁、干燥
9	开口器	1	清洁、干燥
10	舌钳	1	清洁、干燥
11	牙垫	1	清洁、干燥
12	速干手消毒剂	1	必要时准备，在有效期内
13	电插板	1	必要时准备，功能完好

（五）操作流程

用物准备好了，现在开始操作吧！

1. 核对解释

携用物至病人床旁，核对病人床号、姓名、手腕带，并做好解释。

（先生，您好！我是您的责任护士小王。请问您的床号、姓名是什么？我核对一下您的手腕带。李先生，您好，根据医嘱需要给您进行吸痰操作，就是在严格无菌操作下，用一次性吸痰管经口腔将呼吸道痰液吸出从而减轻您痰液黏稠无法咳出引起的不适，以预防呼吸系统感染。请问您以前有吸痰的经历吗？我为您检查一下您的口腔黏膜情况。您先休息一下，我去准备用物。）

2. 调节负压

接通电源，打开开关，检查吸引器，调节负压。一般成人负压为 40.0～53.3kPa（300～400mmHg）；儿童负压为 33.0～40.0kPa（250～300mmHg）。

3. 检查口鼻

检查口腔、鼻腔，取下活动义齿。

（先生，您好，请您再次告知我您的姓名、床号，请让我核对一下您的手腕带。请张开嘴，我再看看您的口腔。您有没有活动义齿？）

4. 安置体位

协助病人取舒适体位，头部转向一侧，面向操作者。若口腔吸痰有困难，可由鼻腔吸引；昏迷病人可用压舌板或开口器帮助张口。

5. 连管试吸

连接吸痰管，在试吸罐中先试吸少量生理盐水。检查负压及吸痰管是否通畅，同时润滑导管前端。

6. 按序吸痰

（李先生，现在我要帮您吸痰了，请您不要紧张。）

一手将吸痰管末端折叠，另一手用无菌血管钳（镊）或者戴手套持吸痰管前端，经鼻插入气管，然后放松吸痰管末端，边旋转边吸引并边向上左右旋转提拉吸痰管。插管时不可有负压，以免损伤呼吸道黏膜；吸痰前后吸入高浓度氧，每次吸痰时间不超过15秒，以免造成缺氧。

7. 抽吸冲洗

退出吸痰管时，在冲洗罐中抽吸生理盐水冲洗，以免分泌物阻塞吸痰管；必要时更换吸痰管，一根吸痰管只使用1次。

8. 观察情况

气道是否通畅；病人的反应，如面色、呼吸、心率、血压等是否改善；吸出液的颜色、性质及量等（动态评估病人）。

9. 安置病人

拭净病人鼻腔喷出的分泌物，帮助病人取舒适卧位，整理病人床单位（使病人舒适）。

（李先生，这次吸痰操作已经结束，您感觉好些了吗？我将呼叫铃放在您床旁，有事请按中间按钮，我也会随时过来巡视的，谢谢您的配合。）

10. 整理用物

吸痰管按一次性用物处理，吸痰管的玻璃接管插入盛有消毒液的试管中浸泡。吸痰用物根据吸痰操作性质每班更换或每日更换1~2次。

11. 洗手、记录

洗手。记录吸痰时间、次数；痰液色、质、量；呼吸改善情况等。

三、评分标准

操作时间：15分钟

项目	分值	操作要求	评分细则
素质要求	4	仪表端庄、服装整洁，不留长指甲	4
操作前准备	11	1. 核对医嘱及执行单	1
		2. 核对病人床号、姓名、手腕带	1
		3. 评估病人的病情、意识、呼吸状况、呼吸道分泌物排出能力、生命体征、吸氧流量及缺氧情况	2
		4. 评估病人鼻腔黏膜的情况，取下活动义齿。听诊肺部呼吸音，评估肺部分泌物的量、黏稠度、部位，鼓励并指导病人深呼吸，进行有效咳嗽和咳痰	2
		5. 对病人解释操作目的、注意事项，取得病人配合，询问有无如厕需求	2
		6. 评估环境：温/湿度适宜，安静整洁，光线充足，必要时用屏风遮挡	1
		7. 洗手，戴口罩	1
		8. 备齐用物，放置合理	1

续表

项目	分值	操作要求	评分细则
操作过程	62	1. 携用物至床旁，核对床号、姓名、手腕带	3
		2. 连接负压吸引装置，检查吸引装置各处连接是否严密、有无漏气，调节负压	6
		3. 适当调高吸氧流量至 8~10L/min（口述）	3
		4. 拍背，协助病人头部转向一侧，面向操作者	5
		5. 洗手，打开无菌罐，倒入适量生理盐水，注明生理盐水打开日期及时间	5
		6. 检查吸痰管外包装生产日期，撕开吸痰管外包装前端	5
		7. 右手戴无菌手套，将吸痰管抽出并盘绕于右手中，根部与负压管相连	6
		8. 左手打开吸引器开关，调节负压	3
		9. 在试吸罐中试吸少量生理盐水，检查是否通畅，润滑前端	5
		10. 一手反折吸痰管末端，阻断负压，另一手将吸痰管经鼻腔插入气管，采用左右旋转向上提管的手法，自深部向上吸净气道内的痰液。每次吸痰时间不超过 15 秒	10
		11. 在冲洗罐中用生理盐水冲洗吸痰管和负压吸引管，如需再次吸痰应更换吸痰管	5
		12. 吸痰完毕，非无菌手关上吸引器开关，分离吸痰管，反脱手套将吸痰管包裹，弃于医疗垃圾桶	6
操作后	15	1. 观察病人的痰液情况、生命体征、气道是否通畅，待血氧饱和度升至正常水平后将氧流量调至合理水平（先分离后调节）	4
		2. 再次听诊肺部	3
		3. 协助病人拭净脸部分泌物，取舒适体位，整理床单位	2
		4. 整理用物，按垃圾分类处理用物（若无需床旁备用，则拆除负压吸引管，弃于医疗垃圾桶内）；贮液瓶内吸出液>2/3时，及时倾倒（口述）	3
		5. 洗手，脱口罩，记录	3
操作整体评价	8	整体操作流程熟练、语言表达准确、无菌观念强	8
总分	100		

四、注意事项

1. 严格执行无菌技术操作原则，治疗盘内吸痰用物应每天更换，进入气管抽吸 1

次更换导管 1 根。

2. 每次吸痰时间小于 15 秒，以免造成缺氧。

3. 选择粗细适宜的吸痰管，吸痰管不宜过粗，特别是小儿吸痰。

4. 吸痰动作轻稳，防止呼吸道黏膜损伤。

5. 痰液黏稠时，可配合叩击、雾化吸入等方法，提高吸痰效果。

6. 贮液瓶内的液体应及时倾倒，不得超过瓶的 2/3。贮液瓶内应放少量消毒液，使吸出液不致黏附于瓶底，便于清洗、消毒。

项目四十　心电监护监测技术操作流程及评分标准 ▷▷▷▷

一、目的

监测病人的心率、心律及血压变化，了解病人机休组织缺氧状况，为临床诊断、治疗及护理提供依据，保证病人安全。

二、操作分解流程

（一）案例

王某，男，70 岁，1 小时前王某突感心前区痛、憋气、乏力、出汗，自服速效救心丸后无缓解，家人急送入院，入院诊断为急性心肌梗死。遵医嘱给予床旁心电监护和血氧饱和度监测。

任务：护士遵医嘱给予床旁心电监护和血氧饱和度监测。

（二）评估

1. 环境宽敞、明亮、干净、整洁、温/湿度适宜。
2. 评估病人的意识状态、吸氧流量。
3. 评估局部皮肤或者指（趾）甲情况。
4. 评估病人周围环境光照情况及有无电磁波干扰。

（三）操作者准备

着装整洁，修剪指甲，洗手，戴口罩。

（四）准备、检查物品

序号	物品名称	数量	检查内容
1	治疗车	1	清洁、干燥（配生活垃圾桶、医疗垃圾桶）
2	治疗盘	1	清洁、干燥
3	多功能心电监护仪	1	性能良好，传导良好

序号	物品名称	数量	检查内容
4	电极片	5	清洁
5	75%乙醇棉球	1	清洁
6	纱布	1	包装无破损，挤压无漏气，在有效期内
7	弯盘	1	清洁、干燥
8	记录单	1	干净、整洁
9	笔	1	功能完好

（五）操作流程

用物准备好了，现在开始操作吧!

1. 接到医嘱，核对医嘱。

2. 核对信息：床号、姓名、手腕带。

3. 向病人解释操作目的，取得病人的合作。

（先生，您好，我是您的责任护士小王，请告诉我您的床号和姓名，让我核对一下您的手腕带。王先生，遵医嘱，我将为您进行心电监测，请让我评估一下您的皮肤情况。上臂无瘢痕，无硬结，指端皮肤完好，无破损，甲床红润。请您稍等，我去为您准备用物。）

4. 核对病人姓名、床号、手腕带，取得病人同意，指导病人配合操作。

（王先生，您好，用物已准备好，我们可以开始操作了吗?）

5. 开机预检，连接导联和插件。

（1）开机：监护仪妥善置于床旁桌，连接电源，打开开关。

（2）连接心导联线于主机，连接电极片于导联线上。

（3）连接血氧饱和度插件于主机上。

6. 安放电极片、袖带和血氧饱和度传感器。

（1）安置血氧饱和度传感器：清洁病人中指指端皮肤及指甲，夹上血氧饱和度传感器。

（我先帮您清洁中指末端，给您夹上血氧饱和度传感器。）

（2）清洁皮肤：暴露胸部，用75%乙醇棉球清洁安放电极片的部分皮肤。

（3）安放电极片：正确安放电极片于胸部，保证电极片与皮肤接触良好。

右上（白）（RA）：右锁骨中线第一肋间。

右下（绿）（RL）：右锁骨中线剑突水平处。

左上（黑）（LA）：左锁骨中线第一肋间。

左下（红）（LL）：左锁骨中线剑突水平处。

胸导（棕）（C）：胸骨左缘第四肋间。

（请您放松，取平卧位，我要在您的皮肤上贴上电极膜，我来帮您松开衣扣，现在我为您清洁局部皮肤。）

（4）整理衣被：扣好衣服，整理好盖被及导线。

（5）缠绕袖带：协助病人卷袖露臂，手掌向上，肘部伸直。驱尽袖带内空气后平整缠于病人上臂中部（肘窝上 2~3cm），松紧以放入一指为宜，袖带放置好后启动测压。

7. 调节波形及设定。

输入信息：输入病人一般资料。

调节波形：选择 P 波清晰的 Ⅱ 导联，波幅设定为 1mV。

设定报警参数：打开报警系统，正确设定报警值。

8. 观察及告知：观察并记录各项检测时间及数值，告知病人注意事项。

（王先生，现在心电监护我已经为您连接好了，我会随时观察您的监护参数，并报告医生，请您不要自行移动或摘除电极片，在更换体位时应固定好导线，避免出现打折、缠绕或脱落等情况。您和家属不要在监护仪附近使用手机，以免干扰监测波形，如果您贴着电极片周围的皮肤出现红肿请及时按铃呼叫我，床旁呼叫铃放在您枕边，我也会随时来查看您，还有什么需要吗？请您好好休息。）

9. 停止监护。

查对及解释：查对医嘱，向病人说明情况，取得病人的合作。

关机：关闭监护仪开关，切断电源，取下血氧饱和度传感器及袖带，除去病人胸前电极片，用纱布清洁皮肤。

（王先生，您的心电监护仪显示一切指标在正常范围内，这说明您的病情已经稳定下来了，请您放心，遵医嘱现将停止心电监护，让我为您取下电极片好吗？现在心电监护仪显示没有病理改变，您还需要安静休息，不要有大幅度的活动，有不舒服的感觉及时告知我们。我再来为您清洁一下皮肤，您现在感觉舒适吗？）

10. 整理记录：协助病人穿好衣服，取得舒适体位，整理床单位，拔下导联线，清洁监护仪，用物分类整理。洗手，脱口罩。记录停止监护的时间及数值。

三、评分标准

操作时间：15 分钟

项目	分值	操作要求	评分细则
素质要求	4	1. 着装规范（服装鞋帽整洁、不佩戴首饰）	2
		2. 指甲符合要求	2
操作前准备	23	1. 评估病室环境（整洁、安静、安全）	2
		2. 核对信息（床号、姓名、手腕带）	3
		3. 向病人解释操作目的，取得病人的合作	3
		4. 评估病人的意识状态、吸氧流量	3
		5. 评估局部皮肤或者指（趾）甲情况	2
		6. 评估病人周围环境光照情况及有无电磁波干扰	2

续表

项目	分值	操作要求	评分细则
操作前准备	23	7. 洗手（六步洗手法），戴口罩	2
		8. 准备用物，检查心电监护仪每个导联线和连接处是否完好，检查仪器运行是否正常	2
		9. 用物放置合理，符合要求	4
操作过程	60	1. 备齐用物，携至床旁，再次核对病人信息	4
		2. 向病人解释操作目的，取得合作，拉上床幔或酌情用屏风遮挡	4
		3. 连接电源，打开电源开关，松开各导联线。选择甲床条件较好的手指连接血氧饱和度传感器	3
		4. 用75%乙醇清洁皮肤，待干。保证电极片与皮肤表面接触良好	3
		5. 将电极片连接至监护仪导联上，按照监护仪标识要求贴于病人胸部正确位置（RA：右锁骨中线第一肋间；LA：左锁骨中线第一肋间；LL：左锁骨中线剑突水平处；RL：右锁骨中线剑突水平处；C：胸骨左缘第四肋间）	10
		6. 将带有标志线的血压袖带与病人连接，卷袖露臂，手掌向上，肘部伸直	3
		7. 袖带下缘距肘窝2~3cm，松紧以能插入一指为宜，将袖带平整地缠于上臂中部，测血压	3
		8. 选择导联，保证监测波形清晰、无干扰，设置各监护参数合理的报警界限，确保报警开关都处于开启状态	10
		9. 遵医嘱记录监护参数，发现异常及时报告处理	5
		10. 告知病人及家属相关注意事项	3
		11. 停止心电监护，先向病人说明，取得合作，记录监护仪上参数	4
		12. 关机，断开电源	3
		13. 取下病人胸部电极片，清洁局部皮肤，协助病人穿衣，整理床单位及用物	5
操作后	5	1. 收拾整理用物，医疗、生活垃圾分类处置，妥善整理各导线，监护仪固定放置，完好备用	2
		2. 洗手，脱口罩	2
		3. 记录病人各监护参数	1
操作整体评价	8	整体操作流程熟练、语言表达准确	8
总分	100		

四、注意事项

1. 根据病人病情，协助病人取平卧位或者半卧位。

2. 放置电极片时，应选择皮肤完好的位置，并尽量避开心脏听诊及除颤部位。

3. 根据病人情况设置报警界限，及时处理各种报警。

4. 为保证血氧饱和度测量，应避免肢体温度过低或末梢循环太差、灰指甲或涂指甲油等情况，避免在同侧手臂测量血压。

5. 电极片应及时更换，避免电极片粘贴不牢影响心电监测。

6. 心电监护期间避免在心电监护仪附近出现电磁干扰。

7. 告知病人不要剧烈活动，更换体位时应固定好导线，避免出现打折、缠绕或脱落等情况。

项目四十一　血糖监测技术操作流程及评分标准 ▷▷▷▷

一、目的

测量病人血糖水平，为诊断糖尿病和评价糖尿病治疗效果提供参考依据。

二、操作分解流程

（一）案例

王某，男，心前区疼痛1小时，诊断为急性心肌梗死入院。确诊为2型糖尿病10年，长期服用降糖药，但血糖仍不能较好控制，现遵医嘱对王某进行血糖监测。

任务：了解病人血糖变化情况，评价代谢指标；指导调整病人饮食、运动和药物治疗方案；健康普查。

（二）评估

病室安静整洁，温度及光线适宜。

（三）操作者准备

衣帽整洁，洗手，戴口罩。

（四）准备、检查物品

序号	物品名称	数量	检查内容
1	治疗盘	1	清洁、干燥
2	弯盘	1	清洁、干燥
3	75%乙醇	1	名称、标签是否清晰、有效期、浓度
4	棉签	1	名称、标签是否清晰、有效期、包装有无破损
5	血糖测定仪	1	检查性能是否完好
6	血糖试纸	1	检查纸质代码与血糖测定仪是否匹配

续表

序号	物品名称	数量	检查内容
7	采血针	1	在有效期内
8	治疗车	1	清洁、干燥（配生活垃圾桶、医疗垃圾桶、锐器盒）
9	速干手消毒剂	1	在有效期内
10	记录卡	1	清洁
11	笔	1	功能完好

（五）操作流程

用物准备好了，现在开始操作吧！

1. 核对解释

再次核对病人姓名、床号、手腕带，向病人解释操作目的及配合事项。

2. 开机、调校代码

打开血糖测定仪，查看试纸代码并将试纸插入血糖测定仪，调整血糖测定仪代码与试纸代码一致。

3. 消毒皮肤

选择采血部位，消毒皮肤（消毒直径大于2cm），待干。

4. 采血

将采血笔装上配套采血针头，穿刺，将血滴轻触试纸顶端，穿刺点用干棉签按压。

5. 读取结果

5秒后读取显示结果并告知病人。

6. 操作后

（1）整理：协助病人取舒适位，整理床单位。

（2）用物处理：采血针置锐器盒，试纸及棉签置于医疗垃圾桶（医疗、生活垃圾分类放置）。

（3）洗手，脱手套。

（4）记录：将血糖值记录于护理记录单上。

三、评分标准

项目	分值	操作要求	评分细则
素质要求	10	1. 仪表、语言、举止符合专业规范	5
		2. 表情自然，语言亲切、流畅、通俗易懂，能完整体现护理要求	5

项目	分值	操作要求	评分细则
操作前准备	25	1. 询问、了解病人身体状况	5
		2. 向病人解释血糖检测的目的及注意事项	5
		3. 指导病人，取得配合	5
		4. 洗手，戴口罩	5
		5. 备齐用物，正确安装采血笔，调节好采血笔穿刺深度	5
操作过程	50	1. 体位舒适，环境清洁	2
		2. 用物放置于床旁桌或护理车上	2
		3. 核对血糖测定仪上的号码与试纸号码是否一致	6
		4. 操作中核对	5
		5. 做好准备	5
		6. 按照无菌技术操作原则采血	10
		7. 滴血量准确，无试纸污染现象	5
		8. 读数、准确记录，血糖异常时通知医生	5
		9. 指导病人穿刺后按压 1~2 分钟	5
		10. 指导长期监测血糖的病人掌握血糖监测的方法	5
操作后	7	1. 协助病人恢复舒适体位，整理床单位	2
		2. 正确处理使用后的物品	3
		3. 洗手，脱口罩	2
操作整体评价	8	严格执行查对制度和无菌技术操作原则，流程熟练	8
总分	100		

四、注意事项

1. 操作前检查血糖测定仪是否处于备用状态，确认试纸代码与血糖测定仪显示代码相符。

2. 确认病人进餐时间符合血糖测定的要求，再进行操作。

3. 用酒精消毒采血部位，待酒精完全挥发后再采血，以免影响监测结果。

4. 采血量必须能够一次性完全覆盖试纸的整个测试区，避免反复滴入血液，以免影响结果的准确性。

5. 避免局部挤压采血。

6. 经常采血者，注意更换采血部位。

附录　外科护理 ▷▷▷▷

项目一　结肠造口病人的护理

一、实训目的

1. 熟练掌握结肠造口病人的护理措施。
2. 熟悉结肠造口适应证和禁忌证。
3. 掌握造口袋的更换方法、注意事项及教会病人或者家属自我护理的方法。
4. 培养学生严谨的工作作风。

二、用物准备

1. 护士准备

着装规范整洁，仪表端庄，态度认真，洗手，戴口罩。

2. 病人准备

评估：①造口情况，造口周围皮肤的完整性；②病人的体力、视力、手的灵活性、文化程度及学习能力；③排泄物的量和颜色。

3. 环境准备

环境安静，光线充足，减少人员走动；私密性好，非单间病房使用屏风遮挡；调节室温防止受凉。

4. 用物准备

治疗盘内盛一件式造口袋或两件式造口袋一套、便袋夹、造口尺、剪刀、弯盘、一次性治疗巾、卫生纸、手套、垃圾袋、清水或温水、软毛巾。

三、方法与过程

1. 将用物携至床旁，核对姓名、住院号并进行腕带识别，向病人及家属讲解换袋的目的和过程；遮挡病人并协助排尿；将用物放置于易取的位置。

2. 协助病人取合适卧位，暴露造口部位，注意保暖；铺一次性治疗巾于造口下方；弯盘置于造口下。

3. 戴手套，撕除造口袋（注意保护皮肤），观察排泄物性状、颜色、量，用软卫生纸轻轻擦去造口周围及表面粪便，把污纸及撕下的一次性造口袋弃于垃圾袋中，两件式造口袋可留下清洗干净重复使用。

4. 用软毛巾将造口处及周围皮肤擦拭干净，并注意观察造口处及周围皮肤情况；同时告知病人及家属造口情况，对其提出的疑问做出耐心的解答。

5. 用造口尺测量造口大小，在造口袋背面预设开口处，根据实际测得造口的尺寸增加 2~3mm 进行裁剪。

6. 撕去粘贴纸，将造口袋底盘开口处对准造口，由下而上紧密贴上，轻压造口底盘内侧 30 秒，以确保造口底盘与皮肤完全粘贴。造口袋的尾端摆向应根据病人的体位情况而定（确保尾端处于最低位），排除袋内空气，夹上造口夹。

7. 撤去一次性治疗巾，整理床单位并恢复病人舒适卧位，开窗通风，交代注意事项。

8. 整理用物，处理排泄物。

9. 洗手，记录病人及家属换袋的参与情况、造口大小、形状是否存在并发症及处理方法等。

四、注意事项

1. 一次性造口袋一般 1~2 天更换 1 次，每次换袋后嘱病人卧床休息 10~15 分钟，避免造口袋与皮肤未完全粘牢而过早活动导致脱落；造口袋内容物满 1/3~1/2 时要及时倾倒。

2. 结肠造口在饮食后 2 小时换袋，或根据病人的排便习惯而定。

3. 更换造口袋时动作要轻柔，防止撕破皮肤，贴袋时要擦干皮肤。

4. 造口水肿时用 5%~10% 的高渗盐水湿敷。

项目二　　"T"管引流病人的护理

一、实训目的

1. 防止病人发生胆道逆行感染。

2. 通过日常护理保证引流的有效性。

3. 观察胆汁的量、颜色、性质。

二、用物准备

1. 治疗车上层

治疗盘内盛棉签、弯盘、碘伏、剪刀、一次性引流袋，无菌换药碗内盛无菌纱布两块及无菌镊，血管钳，一次性治疗巾，一次性无菌手套，治疗单，胶布。

2. 治疗车下层

生活垃圾桶、医疗垃圾桶。

三、方法与过程

1. 核对医嘱，核对病人姓名、床号、住院号，评估病人及引流管情况。告知"T"管引流的目的及注意事项，取得病人的配合。

2. 洗手，戴口罩，备齐用物，携用物至病人床旁。

3. 病人取舒适体位，从上至下挤压引流管，观察是否通畅及引流情况。暴露"T"管及右腹部，注意遮挡病人。

4. 垫治疗巾于引流管接口处下方，取血管钳夹闭引流管近端接口处 5cm 外。垫治疗巾于引流管处下方，取卵圆钳夹闭近端适宜处。

5. 取一次性引流袋，检查有无破损、漏气等，剪开引流袋外包装备用。

6. 戴手套，取无菌纱布包裹腹壁外"T"管与引流袋连接管的连接处，一手捏住引流管，一手捏住引流袋自接口处分离，接口朝上。

7. 将引流袋连接管前端向上提起，使引流液全部流入引流袋内，放引流袋于污物桶内。

8. 取三根棉签分别消毒"T"管连接口内面、外缘、外面，并取无菌纱布包裹。

9. 开启备用的引流袋，去除连接端塑料帽，与消毒接口连接牢固。

10. 松开止血钳，观察有无引流液流出，引流袋应低于"T"管引流口，固定引流袋于床边，标记更换时间及责任护士。

11. 撤去治疗巾，再次观察更换上的引流袋中胆汁颜色、性质、量。

12. 再次核对信息，协助病人取舒适体位，整理床单位，询问病人需要。保持有效引流，引流管勿打折、勿弯曲，平卧时，引流管应低于腋中线，站立或活动时不可高于腹部引流口平面，防止引流液逆流。告知病人各项保护"T"管的注意事项。

13. 处理用物。

14. 继续观察病人并详细记录。

15. 洗手，脱口罩。

16. 记录。

四、注意事项

1. 观察病人生命体征及腹部特征的变化，及早发现胆瘘、胆汁性腹膜炎等并发症。

2. 严格执行无菌技术操作原则，保持胆道引流管通畅。

3. 妥善固定好管路，操作时防止牵拉，以防"T"管脱落。

4. 保护病人引流口周围皮肤，局部涂氧化锌软膏，防止胆汁浸渍引起局部皮肤破溃和感染。

5. "T"管引流时间一般为 12~14 天，拔管之前遵医嘱夹闭管道 1~2 天，夹管期间和拔管后注意观察病人有无发热、腹痛、黄疸等情况。

6. "T"管拔出后，局部伤口以凡士林纱布堵塞，1~2 日会自行封闭，观察伤口渗出情况，以及体温变化、皮肤巩膜黄染、呕吐、腹痛、腹胀等情况。

项目三　腹腔穿刺术

一、实训目的

1. 学会向病人及家属说明腹腔穿刺术的目的、操作过程、配合注意事项及用物准备。
2. 熟练掌握腹腔穿刺术的操作过程及护理配合。
3. 在操作过程中关心和爱护病人，树立全心全意为护理对象服务的意识，体现团队协作精神。

二、用物准备

1. 评估

（1）病人对腹腔穿刺术的认知水平、合作程度及心理反应。
（2）病人腹胀、呼吸困难程度及全身状况。
（3）穿刺部位皮肤的完整性。

2. 用物准备

常规消毒治疗盘一套；无菌腹腔穿刺包（内有腹腔穿刺针、长乳胶管、5mL 和 50mL 注射器、7 号和 8 号注射针头、血管钳、孔巾及纱布等）并检查有效期；1% 普鲁卡因溶液或 2% 利多卡因针剂、无菌手套、无菌试管、酒精灯、火柴、腹带、皮尺、水桶、大量杯、橡胶单及治疗巾。腹水回输者另备有关物品。

三、方法与过程

1. 方法

示教、多媒体演示、临床见习等。

2. 过程

（1）核对病人，向病人说明穿刺的目的、方法及注意事项，消除病人紧张心理。
（2）嘱病人排空膀胱，协助病人坐在靠背椅上或在床上取坐位、半卧位、平卧位或侧卧位。
（3）确定穿刺点（一般取左髂前上棘与脐连线的中、外 1/3 交界处），必要时须在 B 超引导下定位穿刺点。穿刺部位常规消毒，协助医生戴无菌手套后打开腹腔无菌穿刺包，固定孔巾，协助医生抽药进行局麻，协助医生进行穿刺、留取标本、放液或腹腔内注药。
（4）放液时速度不可过快，放液量不可过多，一次放液量一般不超过 3000mL，过多放液可诱发肝昏迷和电解质紊乱。放液中要逐渐收紧腹带，不可突然放松腹带，并密切观察病人情况。
（5）放液完毕，协助医生拔针，局部消毒，覆盖无菌纱布，以胶布固定，再缚绷带。清理用物。洗手。
（6）术后嘱病人平卧休息 8～12 小时，密切观察其生命体征。并记录抽出的腹水量、性质和颜色。留取的标本按要求及时送验。

附：手术护理

1. 术前护理

（1）向病人解释穿刺的目的、方法及操作中可能会产生的不适，一旦出现立即告知术者。

（2）检查前嘱病人排尿，以免穿刺时损伤膀胱。

（3）放液前测量腹围、脉搏、血压，注意腹部体征，以观察病情变化。

2. 术后护理

（1）术后卧床休息 8~12 小时。

（2）测量腹围，观察腹水消长情况。

（3）观察病人面色、血压、脉搏等变化，如有异常及时处理。

（4）密切观察穿刺部位有无渗液、渗血，有无腹部压痛、反跳痛和腹肌紧张等腹膜炎征象。

四、注意事项

1. 严格执行无菌技术操作原则，防止腹腔内继发感染。

2. 放液时若液体引流不畅，可稍变动病人的体位或将穿刺针稍做移动。

3. 放液速度不宜过快，放液量不宜过多，初次放腹水者放液量不宜超过 3000mL。

项目四　骨折、关节脱位的病人进行皮肤牵引术、骨骼牵引术、石膏固定术的护理

一、实训目的

1. 学会协助医生对肌肉骨骼系统疾病病人进行石膏固定、牵引的基本操作。

2. 能独立完成对肌肉骨骼系统疾病病人进行石膏固定、牵引时用物的准备工作。

3. 能对肌肉骨骼系统疾病病人进行复位和固定后的病情观察。

二、用物准备

1. 临床见习准备

有教学医院的，提前到医院联系骨科门诊及病人。

2. 多媒体示教准备

准备骨折病人手法复位、小夹板固定、石膏固定、牵引等有关音像资料及多媒体设备。

3. 实验室操作准备

准备石膏绷带若干卷、热水（40℃左右）每组一盆、棉花或绵纸若干卷、毛巾每组一条、肥皂每组一块、骨科牵引包每组一个、牵引弓每组一个、牵引绳每组一条、砝

码若干个、胶布若干卷、尼龙带每组一个、各种牵引架、棉垫、换药碗、小夹板每组一副、绑扎绳若干卷等。

三、方法与过程

1. 有教学医院的，将学生分组，由老师示教，分别观看骨科病人的手法复位、小夹板固定、石膏固定、各种牵引的操作步骤和注意事项，操作后的病情观察。示教完毕后学生自己回实验室在模型人上操作。带教老师提问相关知识。

2. 无教学医院的，到多媒体教室观察骨折病人手法复位、石膏固定、牵引的有关音像资料。教师提问相关知识。

3. 在实训室，学生扮演病人，教师示教骨折的手法复位、小夹板固定、石膏固定；在模型人上，示教各种牵引。示教完毕后，学生分组练习，教师可以指导和提问有关知识。

4. 实训完毕后，书写实训报告。